Kawthar Ahmed Dafaalla Mohamed

Conhecimento, Atitude e Prática de Saúde Oral entre os Estudantes da KKU

Kawthar Ahmed Dafaalla Mohamed

Conhecimento, Atitude e Prática de Saúde Oral entre os Estudantes da KKU

ScienciaScripts

Cover image: www.ingimage.com

This book is a translation from the original published under ISBN 978-620-2-30390-3.

Publisher:
Sciencia Scripts
is a trademark of
Dodo Books Indian Ocean Ltd. and OmniScriptum S.R.L publishing group

120 High Road, East Finchley, London, N2 9ED, United Kingdom
Str. Armeneasca 28/1, office 1, Chisinau MD-2012, Republic of Moldova, Europe
Managing Directors: Ieva Konstantinova, Victoria Ursu
info@omniscriptum.com

Printed at: see last page
ISBN: 978-620-8-58909-7

DEDICAÇÃO

Às almas do meu pai e da minha mãe que me ensinaram que a ambição não tem limites e que iluminaram o meu caminho ao longo das suas vidas e após a sua morte.

Também para a alma do meu sobrinho Ahmed Dafaalla, que deixou este mundo muito cedo, a caminho do paraíso. Que Deus os abençoe, lhes conceda Aljannah e que as suas almas descansem em paz. Aos outros membros da minha família, irmãs, irmãos e suas famílias, à minha filha Ayat e, por último, mas não menos importante, ao meu marido Yousif-Kamal, pelo seu encorajamento e apoio nos momentos difíceis que este trabalho exigiu dentro e fora de portas.

Kawthar Mohamed

RECONHECIMENTO

Ibrahim Ghandour e ao meu co-orientador Dr. **Mohamed Algharni** pelo seu apreciável esforço e incansável ajuda. A minha gratidão a ambos os reitores da faculdade de medicina dentária e do centro feminino da Universidade King Khalid pela sua autorização para realizar este estudo.

Os meus agradecimentos à **Dra. Samira Basheer, SMSB,** pela sua ajuda contínua e incansável.

Estou igualmente grato aos meus colegas **Dr. Kawther, Lena, Suha, Sida e outros** nas faculdades de medicina e para-médicas da Universidade King Khalid, ao **Dr. Abeer Almathami** e às suas irmãs pela sua apreciável ajuda na distribuição e recolha dos questionários.

Os meus agradecimentos especiais às **alunas** do centro para raparigas que participaram neste estudo.

Agradecimentos especiais a **Khadijah Adam e Afaf Doleeb**, as bioestatísticas, pela ajuda na análise estatística dos dados.

Um agradecimento especial à minha **amiga Dra. Shaza Abd Alkhaligh e à sua sobrinha Rzan** que me ensinaram que as irmãs não são apenas aquelas que nasceram dos nossos pais.

A minha gratidão à minha filha **dr. Ala Almahdi** que sempre a encontrei quando precisei.

A minha gratidão vai também para o **meu irmão Awad Elkarim, a minha irmã Amal**, o meu **sobrinho Badri Dafaalla e a minha sobrinha Sarah Awad**, cujo encorajamento e apoio inabaláveis tornam tudo isto possível.

ABREVIATURAS:

BDS	Bachelor of Dental Surgery
DR.	Doctor
DMFT	Decay, Missing and Filled Permanent Teeth
DDPH.Rcs	Diploma Dental Public Health Royal college of Surgeons
FICD	Fellowship of International College of Dentistry
FDPH	Fellowship Dental Public Health
HW.U.USA	Headway University .United States of America
KKU	King Khalid University
K.S.A	Kingdom of Saudi Arabia
KFMC	King Fahad Medical Center
KSU	King Saud University
MClin Den	Clinical Master of restorative and esthetic Dentistry
MD	Medical Doctorate
MFD-RCSI	Membership of Faculty of Dentistry, Royal College of Dentistry of Ireland
MSc	Master Degree
OHCA	Oral Health Care Appraisal
SBRD	Saudi Board of Restorative Dentistry
SPSS	Statistical Package for Social Science
SMSB	Sudan Medical Specialization Board
SSC-RD	Saudi Speciality Certificate of Restorative Dentistry
UK	United Kingdom
USA	United States of America
U of K	University of Khartoum
WHO	World Health Organization

RESUMO

Introdução:

A saúde oral é um estado de ausência de dores crónicas na boca e na face, de cancro oral e da garganta, de feridas orais, de defeitos congénitos como a fenda labial e palatina, de doenças periodontais, de cáries e perdas dentárias e de outras doenças e perturbações que afectam a cavidade oral. (1) A saúde oral é essencial para a saúde geral e o bem-estar das pessoas, permitindo-lhes socializar sem desconforto ou embaraço. As doenças da saúde oral constituem um grave problema de saúde pública, que pode ser atribuído à falta de sensibilização.

Objetivo do estudo:

Este estudo foi realizado para avaliar os conhecimentos, a prática e a atitude das estudantes do sexo feminino no centro feminino da Universidade King Khalid. Foram selecionadas aleatoriamente 385 estudantes para participar no estudo através do preenchimento de um questionário concebido especialmente para o estudo.

Material e métodos:

Os sujeitos deste estudo foram recolhidos aleatoriamente de estudantes do sexo feminino das áreas médicas da Universidade King Khalid - Rei da Arábia Saudita. Este centro é constituído por faculdades de medicina, medicina dentária, farmácia, laboratório e raio-X, enfermagem e outras faculdades não médicas.

385 alunos preencheram a folha de recolha de dados padronizada "Questionário", que foi limpa, codificada e analisada utilizando o Statistical Package for Social Science SPSS versão 20, e também o Microsoft Excel.

Resultados:

O estudo Principais resultados:

- (84,9%) dos participantes acreditam que o consumo elevado de alimentos doces provoca cáries dentárias e (11,4%) têm uma opinião contrária. Apenas (3,6%) não sabem a relação entre o consumo de doces e a cárie dentária.

- Mais de (70%) dos participantes acreditavam que a cárie era causada por bactérias na cavidade oral, e os restantes participantes tinham uma opinião contrária ou não sabiam, com (14,5%) e (14,3%), respetivamente.

- (67%) dos participantes foram positivos em relação ao sangramento gengival como um indicador de gengiva inflamada, mas (12,2%) discordaram.

- Um número considerável de participantes, 261 alunos, com uma percentagem de (67,8%) confirmou que os dentes cariados ou deteriorados podem afetar a aparência dos dentes e apenas (10,9%) discordaram.

- 248 participantes concordaram que existe uma ligação entre as doenças periodontais (gengivas) e muitas condições médicas, como a diabetes ou as doenças cardíacas, mas 102 participantes não sabiam e 35 discordavam.

- Os participantes tinham diferentes razões para não visitarem o dentista, uma vez que (19,7%) referiram a ausência de dor de dentes, (16,1%) tinham medo de agulhas dentárias e apenas (1,6%) mencionaram a falta de clínicas dentárias nas redondezas.

- (35,3%) dos participantes consideraram que os alunos-professores devem inspecionar o almoço das crianças, apenas (8,8%) discordaram e (2,9%) discordaram fortemente.

- A atitude em relação à visita ao dentista variou, uma vez que (48,2%) dos enfermeiros, (51,3%) dos estudantes de medicina dentária e (45%) dos estudantes de laboratório mencionaram que visitam o dentista aquando de exames regulares. Também (44,9%) dos farmacêuticos e (40,7%) dos estudantes de medicina visitam o médico sempre que sentem dores de dentes, com o teste do Qui-Quadrado aplicado e um valor de P de (0,015).

Resumo das conclusões:

Em geral, os conhecimentos, a prática e a atitude em relação à saúde dentária eram bons, mas deviam ser realizadas mais sessões de sensibilização na universidade, uma vez que existem estudantes da área da medicina e estes deviam estar plenamente conscientes para poderem transmitir os conhecimentos a outras pessoas nas suas comunidades.

ملخص الاطروحة

المقدمة:

صحة الفم هي الحالة التي يكون فيها الفم و الوجه خالي من الألم المزمن، سرطانات الفم و الحنجرة، أمراض اللثة و تسوس الأسنان و فقدانها، القروح الفموية، العيوب الخلقية مثل (الشفة و الحنك المشقوق)، و غيرها من الأمراض و الاضطرابات التي تؤثر غل تجويف الفم (1). صحة الفم ضرورية للصحة العامة و تمكن الأفراد من الاختلاط مع الغير دون انزعاج أو إحراج. و تشكل أمراض الفم مشكلة صحية رئيسية يمكن ان تعزي إلى نقص المناعة.

الهدف من الدراسة:

أجريت هذه الدراسة لتقييم معرفة الطالبات بصحة الفم بجامعة الملك خالد، و دراسة ممارساتهم و مواقفهم. تم اختيار 385 طالبة عشوائياً للمشاركة في الدراسة من خلال استبيان صمم خصيصاً لهذه الدراسة.

طرق البحث العلمي:

اجريت هذه الدراسة خلال العام 2017 في جامعه الملك خالد المملكة العربية السعودية –هذا المجمع يضم التخصصات الطبية المختلفة التي تشمل كل من: الطب، الصيدلة، المختبرات، الأشعة و التمريض و غيرها من الكليات الطبية. تم اختيار عينة عشوائية من كل كليه وهى دراسة وصفية مقطعية.

385 طالبه اختيرت عشوائيا لتشارك في هذه الدراسة بملأ الورقة الموحدة لجمع البيانات (الاستبيان) التي اعدت خصيصا لهذه الدراسة. تم ترميز و تحليل الاستبيانات بواسطة برنامج الحزم الإحصائية للعلوم الاجتماعية (SPSS) إصدار 20 بالإضافة الى مايكروسفت اكسل.

النتائج:

كانت اجابه المشاركات في الدراسة عن سؤال تأثير الحلويات في تسوس الاسنان كالأتى 89.9% منهم يوافقن بان اكل الحلويات يسبب تسوس الاسنان في حين (11.4%) منهن كانت اجابتهن بالنفي بينما 3.6% منهن كن لا يدرين العلاقة.

(67%) اجبن بالإجاب على ان نزيف اللثة علامه الالتهاب بينما 12.2% اجبن بالنفي.

عدد مقدر من المشاركات (261 طالبة) بنسبة (67.8%) أكدوا أن التسوس تؤثر على مظهر الأسنان. 10.9% من المشاركات خالفهن الرأي.

248 مشاركة أكدوا أن هنالك صلة بين أمراض اللثة و العديد من المشاكل الصحية مثل السكري و القلب، و لكن في المقابل 102 مشاركة لا يعرفون و 35 مشاركة لديهن رأي مختلف.

كان لدى المشاركات أسباب مختلفة لعدم زيارة أطباء الأسنان بحيث أشار (19.7%)منهن إلى عدم وجود ألام في الأسنان، و (16.1%) لخوفهن من الابرة المستعملة من قبل طبيب الأسنان، و (1.06%) أشرن إلى عدم وجود عيادة أسنان بالقرب من سكنهن.

(35.3%) من المشاركات يعتقدون أن المدرسين يجب عليهم أن يتفقدوا غداء الأطفال، و 2.9% منهن يوافقون بشدة، بينما (8.8%) لا يوافقون.

اما عن سلوك الكليات تجاه زياره طبيب الاسنان اختلفت النسب بين الكليات كالأتى: (48.2.%)التمريض، (51.3%) الاسنان و (45%)المختبرات حيث كانت اجابه الطالبات :يذهبن للطبيب كعمل روتيني للكشف الدوري. و (44.9%) من الصيدلة و (70.7%) من الطب يزرن الطبيب عند الاحساس بالألم.

الاستنتاج:

اكدت الدراسة أن المعرفة والسلوك والممارسة لصحه الفم والاسنان عند للطالبات جيده .

التوصيات:

يوصى بالتوعية المستمرة داخل الجامعات حيث أنهم أطباء و ممارسي الصحة في المستقبل ولهم دور كبير في توعيه المجتمعات في المستقبل، لذا ينبغي أن يكونوا علي علم تام و دراية تمكنهم من توعيه المجتمعات المحيطة بهم.

Índice

CAPÍTULO 1

Introdução e revisão da literatura

1.1 INTRODUÇÃO

A saúde oral é um estado de ausência de dores crónicas na boca e na face e de perturbações que afectam a cavidade oral. (1).

Passou quase uma década desde que a Organização Mundial de Saúde (OMS) publicou um relatório que visava a melhoria contínua da saúde oral no século XXI/ "o documento sublinhava que a saúde oral é parte integrante da saúde geral e que é essencial para o bem-estar geral.

Apesar dos inúmeros esforços, a melhoria da saúde oral continua a ser um desafio, tanto nos países desenvolvidos como nos países em desenvolvimento.

A sauia bucal é extremamente importante para a sauia geral ('e constitui a maior necessidade de cuidados de sauia ainda nno satisfeita para as crianzas. (()A cárie dentária, um indicador primário da saúde oral, continua a ser a doença crónica mais comum na infância.(Quarenta por cento das crianças com idades compreendidas entre os 2 e os 12 anos sofrem de cárie dentária, (e a sua prevalência está a aumentar no grupo etário mais jovem, entre as crianças com idades compreendidas entre os 2 e os 4 anos, a prevalência de crianças com cárie dentária aumentou de 19% em 1988-1994 para 24% em 1999-2004.

(?)

Além disso, os pais referem que o estado de saúde oral dos seus filhos é pior do que o seu estado de saúde geral (8)

Ao examinarem 690 alunos de escolas no Uganda, descobriram que 2,3% tinham periodontite generalizada de início precoce e 4,2% tinham periodontite localizada de início precoce. Este total de 6,5% contrasta com 1,8% para a Nigéria, 3,1-3,7% para o Brasil, 6,8% na Índia e 8% no Sudão.(A cárie dentária (CPOD ≥1) foi registada em 40% e 62,5% das crianças e adultos, respetivamente. A pontuação média global do CPOD foi de 0,9 para as crianças e de 3,4 para os adultos. A cárie foi significativamente mais grave no sexo feminino do que no sexo masculino nas crianças, e a prevalência de fluorose dentária foi de 3% e 4% para crianças e adultos, respetivamente.

Todos os indivíduos do distrito de Arua (Uganda) estavam livres de fluorose. A coloração do esmalte com tetraciclina foi inferior a 1% em ambos os grupos etários. O desgaste do esmalte foi mais prevalente nos adultos do que nas crianças: 19% contra 1

Embora os dados das nações desenvolvidas tenham demonstrado reduções no número de dentes cariados, perdidos e obturados/ 'prevê-se que a incidência de cáries aumente em várias nações em desenvolvimento^^ O índice DMFT de 1,5 foi relatado para os africanos, enquanto que para os americanos e

Um estudo sul-africano em crianças de 6, 12 e 15 anos de idade revelou que os molares inferiores A[14]) eram os mais afectados.

A gengivite está generalizada em África, (e é comum em crianças pequenas. Em geral, as bolsas periodontais superficiais são comuns nos adultos africanos, mas as bolsas profundas que causam a perda de dentes são, por outro lado, raramente observadas.( ) Na população da Zâmbia, as doenças periodontais são moderadamente elevadas.( )

A cárie dentária afecta quase 100% da população mundial.(Nos países em desenvolvimento, a

A cárie dentária em África é uma doença oral comum. (A cárie dentária está a aumentar, especialmente nas comunidades urbanas. As les}es da mucosa oral s}o comuns nas crian}as. (0Em África, é comum com doenças das glândulas salivares e xerestomia.('τhe most common oral mucosal lesion in Africa is oral

(22)

candidaturas

1.2 REVISÃO DA LITERATURA

Em 10 de fevereiro de 2016, foi realizado um estudo transversal descritivo nas regiões suburbanas de Bombaim para determinar os conhecimentos, atitudes e abordagens relacionados com a saúde oral dos professores do ensino pré-primário e primário, utilizando um questionário auto-administrado e envolvendo 511 professores. Os resultados obtidos mostraram que os professores demonstraram conhecimentos inadequados ou incompletos relativamente à saúde oral das crianças. Apenas 56,9% dos professores pediram aos seus filhos para limparem a boca depois de lancharem durante o horário escolar. 45,0% dos professores desconheciam a existência de pastas dentais fluoretadas, enquanto 78,9% deles desconheciam os programas de fluoretação da água da escola. Além disso, 54,8% dos professores nunca discutiram a saúde bucal das crianças com seus pais durante as reuniões de pais *(73))\ Um estudo transversal envolvendo 200 farmacêuticos que trabalham em farmácias comunitárias e hospitalares foi realizado em 2016 usando um questionário estruturado, auto-administrado e fechado. As respostas foram recolhidas e foram calculadas estatísticas descritivas das pontuações médias de conhecimento, atitude e práticas de autocuidado. Foram efectuados os testes ***U*** de Mann-Whitney e Kruskal-Wallis para comparar os diferentes grupos. O coeficiente de correlação de Spearman foi utilizado para avaliar a associação entre conhecimento-atitude, conhecimento-prática e atitude-prática. Os resultados mostraram que as pontuações médias do conhecimento, atitude e práticas de autocuidado em saúde oral foram de 5,27 ± 1,05, 3,89 ± 0,83 e 2,1 ± 0,61, respetivamente. Os farmacêuticos não sauditas do sexo masculino que trabalham em cadeias de farmácias, com 11 a 15 anos de experiência e com um diploma de mestrado, apresentaram valores médios de conhecimentos e práticas significativamente mais elevados em comparação com os seus homólogos de . Os testes de correlação de Spearman revelaram uma correlação positiva significativa entre conhecimentos e práticas (r= 0,262, P < 0,01), ao passo que os conhecimentos e as atitudes (r = 0,149, P < 0,05), bem como as atitudes e as práticas (r = 0,196, P < 0,01), estavam negativamente correlacionados. Os conhecimentos, atitudes e práticas de autocuidado em matéria de saúde oral entre os farmacêuticos de Riade, da Província de Riade, e os farmacêuticos demonstraram um conhecimento médio, uma atitude negativa e práticas de autocuidado inadequadas em relação à saúde oral. No entanto, o aumento dos conhecimentos sobre saúde oral pode ter uma melhoria profunda nas práticas de autocuidado oral *[24^]

lAug2016 foi realizado um estudo descritivo e transversal para aceder aos conhecimentos, atitudes e práticas em matéria de saúde oral entre os estudantes de farmácia em Chennai, na Índia, tendo sido elaborado um questionário para o efeito.

A análise estatística utilizada foi o Statistical Package for the Social Science (SPSS). Os resultados mostraram que 47,8% dos participantes consideram necessária uma visita regular ao dentista. 64,8% dos participantes foram ensinados profissionalmente a escovar os dentes. Nas conclusões, verificou-se a necessidade de um programa educativo abrangente entre os estudantes de farmácia para promover a higiene oral e transmitir educação sobre práticas de higiene oral*[3rtr]

Foi realizado um estudo transversal sobre os conhecimentos em matéria de saúde oral, a atitude em relação ao tratamento dentário e as práticas de saúde em Ludhiana, Índia, em 29 de junho de 2015, entre os profissionais de saúde, utilizando um questionário auto-administrado. Foi utilizado o teste do qui-quadrado. Os resultados mostraram que os homens tinham uma pontuação mais elevada de conhecimentos sobre saúde oral do que as mulheres. Os médicos obtiveram uma pontuação mais elevada em termos de conhecimentos, seguidos dos farmacêuticos, enfermeiros e técnicos. A atitude em relação ao tratamento dentário variava. Todos os participantes acreditam que são necessárias visitas regulares ao dentista. O fator determinante para a sua última visita foi a cárie dentária. A razão mais comum mencionada pelos profissionais de saúde para não visitarem os dentistas foi a agenda preenchida. Mais de 50% dos profissionais de saúde escovaram os dentes durante mais de três minutos. O uso do fio dental foi mais comum nas mulheres do que nos homens e a utilização de elixir bucal foi mais frequente do que o fio dental.*[26]-*

O atual estado de saúde oral e os possíveis factores de risco dentário entre as crianças da província rural de Shaanxi, no oeste da China, foram relatados. O estudo teve como objetivo descrever o estado de saúde oral e analisar os possíveis factores de risco para o estado de saúde oral nessa população. As pontuações do índice de dentes cariados, perdidos e obturados (CPOD) das crianças dos 12 aos 5 anos e dos 4 aos 6 anos foram, em média, de 0,45 m e 3,05, respetivamente. A prevalência de cárie foi de 23,9% na faixa etária de 12 a 15 anos e de 67% na faixa etária de 4 a 6 anos. Além disso, 45,2% das crianças de 12 a 15 anos apresentaram sangramento gengival e 62,8% apresentaram cálculo. Os conhecimentos sobre saúde oral dos indivíduos eram, em geral, fracos, embora tivessem atitudes muito positivas em relação à saúde oral. Um número reduzido de participantes referiu que escovava os dentes pelo menos duas vezes por dia. A frequência do consumo de doces estava fortemente relacionada com as pontuações do dmft na faixa etária dos 4 aos 6 anos*-[27])'

Foi realizado um inquérito por questionário transversal para avaliar os conhecimentos, atitudes e práticas relacionados com a saúde oral entre os eunucos (hijras) residentes na cidade de Bhopal, Madhya Pradesh, Índia. De acordo com 188 (86,2%) homens, 187 (87,4%) mulheres e 168 (81,2%) eunucos, uma boa saúde oral pode melhorar a saúde geral. A maioria dos participantes no estudo, incluindo 211 (98,6%) do sexo feminino, 210 (96,3%) do sexo masculino e 205 (99%) eunucos, utiliza pasta ou pó dentífrico para limpar os dentes'[(28)]'

Avaliar o nível e os aspectos dos conhecimentos, atitudes e comportamentos relacionados com a saúde oral entre os alunos da escola que participaram num grande festival na cidade de Riade. Um inquérito seguiu um desenho de estudo transversal. Os sujeitos do estudo foram recrutados aleatoriamente entre os cidadãos sauditas que participaram no festival Jenadriyah, na cidade de Riade, no ano de 2013. A população do estudo era composta por 287 participantes com idades compreendidas entre os 10 e os 18 anos. Cerca de 67% dos estudantes referiram escovar os dentes diariamente. Foi encontrada uma diferença estatisticamente significativa no hábito de escovagem entre os géneros (P = 0,001), com as raparigas a mostrarem uma melhor prática dentária. Em comparação com os rapazes, as raparigas estavam mais sensibilizadas para o sangramento das gengivas (P = 0,001), para os efeitos da saúde oral na saúde geral (P = 0,004) e para a importância do check-up dentário (P = 6 0,001). Em comparação com os rapazes, as raparigas estavam estatisticamente mais conscientes da cor dos dentes (valor de P = 0,05). As outras atitudes em relação à saúde dentária não foram significativamente diferentes entre os géneros. Este estudo de base populacional entre estudantes de 15-18 anos concluiu que cerca de dois terços dos jovens sauditas escovam os dentes em proporção semelhante à registada em grupos etários semelhantes há 10 anos. [12ıh]

Em 2012, foi realizado um estudo transversal com 161 profissionais de saúde, incluindo médicos, enfermeiros, farmacêuticos, técnicos e estudantes de medicina na Cidade Médica King Fahad (KFMC), em Riade, utilizando um questionário estruturado, auto-administrado e fechado. As respostas foram recolhidas e foram efectuadas estatísticas descritivas, ANOVA, testes do Qui-quadrado e testes z. Os resultados revelaram que os médicos apresentaram uma pontuação média de conhecimentos elevada em comparação com outros profissionais de saúde. A comparação das pontuações de conhecimento sobre saúde oral entre os diferentes tipos de profissionais de saúde produziu diferenças estatisticamente significativas ($P < 0,05$). A atitude em relação à visita ao dentista variou; 52,7% dos enfermeiros e 50% dos técnicos afirmaram que gostariam de visitar o dentista regularmente. 66,7% dos estudantes de medicina visitam o dentista sempre que têm dor de dentes. 54,5% dos médicos e 45,8% dos farmacêuticos visitam o dentista ocasionalmente. Para 60% dos estudantes de medicina, a dor de dentes foi o fator determinante da sua última visita. A maioria dos profissionais de saúde afirmou que o medo de furar os dentes era a principal razão para evitar o dentista. Quase todos os profissionais de saúde afirmaram que limpavam os dentes com escova e pasta de dentes. Menos de 50% dos profissionais de saúde utilizaram elixir bucal e fio dentário. Menos de 10% utilizavam o Miswak e o palito como parte da sua higiene oral/[30])

Foi efectuado um estudo na Universidade de Bagdade para avaliar e comparar os conhecimentos e comportamentos dentários de 389 estudantes universitários do primeiro ano. Foram investigados 181 estudantes das faculdades de medicina dentária e medicina (grupo A) e 208 estudantes das faculdades de direito e administração (grupo B). Os resultados mostraram que o conhecimento e o comportamento dentário das mulheres era significativamente melhor em ambos os grupos (A&B) do que nos homens (P<0-05). Foi encontrada uma correlação fraca entre o conhecimento e o comportamento dos estudantes dos dois grupos [131t,]

Em 2010, foi efectuado um estudo entre enfermeiros em Singapura. Um total de 244 enfermeiros, dos quais 97% responderam ao questionário, apenas 66,3% tinham a perceção de que possuíam uma saúde oral adequada. Os conhecimentos dos enfermeiros não diferiram estatisticamente entre as diferentes especialidades, o emprego, a função, o tipo de turno e o trabalho.(32) Em 2009, em Londres, foi realizado um inquérito entre participantes adultos com 30 anos de idade e crianças com 7 anos de idade. Os resultados mostram que, entre a infância e a idade adulta, 50,9% das mulheres visitam regularmente o dentista para controlo e 61,6% escovam os dentes duas vezes por dia ou mais frequentemente. 47,0% consomem produtos com adição de açúcar com menos frequência do que diariamente(33) .

Em 2009, foi efectuado um estudo em Kuching Sarawak, Malásia, entre estudantes do ensino secundário. Os resultados não revelaram diferenças estatisticamente significativas entre o género e o grupo etário em termos de nível de conhecimento sobre questões de saúde oral. Foram observadas diferenças significativas entre as escolas. A escova e a pasta de dentes foram os auxiliares de higiene oral mais utilizados. As raparigas consumiam mais doces, snacks e refrigerantes do que os rapazes, mas as raparigas passavam mais tempo a escovar os dentes e escovavam-nos com mais frequência do que os rapazes'*[34])'

Em 2009, foi efectuado um estudo entre indivíduos com idades compreendidas entre os 12 e os 19 anos com diabetes tipo um (N=90) para investigar os factores determinantes das doenças periodontais na clínica pediátrica regional especializada em diabetes. No entanto, 44% dos participantes não sabiam que as doenças periodontais podem estar associadas à diabetes e 32% sabiam que a doença pode começar na infância com sangramento das gengivas. A frequência média de escovagem dos dentes era de uma vez por dia entre os participantes e 42% não usavam fio dental[13'1']

Em 2008, foi realizado um estudo que investigou um grupo de mães e encarregados de educação com idades compreendidas entre os 19 e os 54 anos que levaram uma criança a uma consulta numa clínica dentária comunitária em Myanmar. 54 mães/encarregados de educação responderam e aceitaram ser entrevistados.

Os resultados mostraram que apenas 25,7% dos inquiridos responderam corretamente à pergunta sobre a idade em que as crianças devem começar a ir ao dentista e apenas 32,4% responderam corretamente à pergunta sobre a idade em que os seus filhos devem escovar os dentes. As mães sabiam mais sobre a prevenção de problemas de saúde oral. Quanto mais conhecimentos os inquiridos tinham sobre promoção da saúde oral, mais frequentemente escovavam os dentes e usavam fio dental e menos ansiedade dentária tinham'*[36])'

Foi realizado um estudo no Japão, em 2008, para investigar as diferenças de género e de grupo etário na atitude e utilização de auxiliares de saúde oral entre crianças em idade escolar, utilizando a avaliação dos cuidados de saúde oral (OSCA) para determinar sistematicamente as alterações nos conhecimentos, atitudes e comportamentos em matéria de saúde oral ao longo da fase de desenvolvimento. A população (n=1584) foi estratificada antes da seleção aleatória da amostra final, que continha 88 rapazes e 88 raparigas. Os resultados mostraram que o comportamento das raparigas em relação aos cuidados de saúde oral era melhor do que o dos rapazes *[37])'

Foi efectuado um estudo para avaliar o conhecimento, a atitude e a prática em matéria de saúde oral entre crianças de 12 anos em Bangalore, na Índia. Os resultados mostraram que (46,1%) dos participantes tinham medo de ir ao dentista por causa da dor e (67,8%) concordavam que visitas regulares ao dentista evitam problemas dentários'*[38])'

Foi efectuado um estudo para avaliar e comparar as diferenças de conhecimentos, atitudes e comportamentos em matéria de saúde oral entre os estudantes do primeiro e do último ano de medicina dentária na cidade de Udaipur, Rajastão, Índia, em 2008. Cento e oitenta e dois estudantes do primeiro ano de medicina dentária (59 do sexo masculino e 123 do sexo feminino) e 157 estudantes do último ano (75 do sexo masculino e 82 do sexo feminino) das duas faculdades de medicina dentária da cidade de Udaipur foram investigados. Os resultados do estudo mostraram que a média das pontuações relativas aos conhecimentos, atitudes e comportamentos em matéria de saúde oral era significativamente mais elevada entre os estudantes do último ano do que entre os estudantes do primeiro ano. A análise de regressão linear mostrou uma relação linear estatisticamente significativa entre os conhecimentos e o comportamento e a atitude dos estudantes *[39])' (P-Value =0,001)

Durante o período (2007-2008), Nazik Mostafa e Raouf Wahab Ali efectuaram um estudo no Estado de Cartum sobre crianças em idade escolar. A taxa de resposta foi de 99%. A maioria das crianças de 12 anos frequentava o 6.° ano em escolas públicas e o 7.° ano em escolas privadas (7%). Os resultados mostraram que 64% dos participantes escovam os dentes pelo menos uma vez por dia, 25% duas vezes por dia e 5% mais de duas vezes por dia e apenas 0,4% não escovam os dentes, sendo que o seu (CPOD >0) (40).

No ano de 2007, foi realizado outro inquérito na Índia entre os professores das escolas da cidade de Dharwad. O estudo investigou os conhecimentos dos professores sobre a prevenção da cárie dentária. Os resultados mostraram que 94,3%, 88,73% e 94,23% dos professores de escolas públicas assistidas e não assistidas, respetivamente, sabiam que a diminuição da ingestão de doces contribui para a redução da prevalência de cáries dentárias.

Quanto à sensibilização para a escovagem regular dos dentes como um método eficaz no controlo da cárie dentária e da doença gengival, 87,32%, 97,1% e 99% dos professores de escolas públicas, assistidas e não assistidas, respetivamente, indicaram que a escovagem regular dos dentes contribui para a prevenção da cárie dentária e das doenças gengivais (41).

No ano de 2007, foi efectuado um estudo na África do Sul entre um grupo de 60 crianças malnutridas de 4-5 anos de idade. Os resultados mostraram que a maioria dos pais (64%) instruiu as crianças para começarem a escovar os dentes entre os 12-36 meses. 94% dos pais referiram que olhavam regularmente para a boca dos seus filhos.

A sua observação geral incluiu que as crianças tinham manchas nos dentes, os dentes estavam a irromper e também se viam depósitos ou manchas na língua. O resultado também mostrou que as principais causas de cárie relatadas foram doces (76%), açúcar (20%) e 10% disseram açúcar, doces, má higiene oral ou uma dieta importante'*-[42])'

No ano de 2007, em Bagdade, foi efectuado um estudo entre crianças de escolas da zona oeste de Bagdade, com uma amostra de 392 crianças. Os resultados mostraram que a média do CPOD e do FDM era de 1,7 e 1,3, respetivamente. A taxa de experiência de cárie (CPOD) aumentou significativamente com o aumento da educação das mães, não tendo vergonha de sorrir. Perder dias de escola devido a dor dentária e, entre as refeições, o modo de beber aumenta o consumo de açúcar associado ao facto de se ser rapaz, ter uma mãe com baixa escolaridade, viver numa área socioeconómica baixa e escovar pelo menos uma vez por dia; no entanto, as práticas de higiene oral positivas foram relatadas como sendo mais elevadas para as raparigas(43) .

No ano de 2007, na Austrália, foi efectuado um estudo sobre os cuidados de saúde oral entre as mulheres grávidas. O estudo concluiu que a maioria das mulheres tinha uma boa compreensão da higiene oral, com 382 (99%) mulheres a concordar que escovar os dentes ajudaria a prevenir a doença gengival. Da mesma forma, a maioria das mulheres compreendeu que o uso de fio dentário 325 (84%) ajudaria a prevenir problemas gengivais'*-[44])'

1.3 JUSTIFICAÇÃO:

A saúde oral é um estado de ausência de dores crónicas na boca e na face e de perturbações que afectam a cavidade oral.

Passou quase uma década desde que a Organização Mundial de Saúde (OMS) publicou um relatório que visava a melhoria contínua da saúde oral no século XXI. O documento sublinhava que a saúde oral é parte integrante da saúde geral e que é essencial para o bem-estar geral. Apesar de numerosos esforços, a melhoria da saúde oral continua a ser um desafio tanto nos países desenvolvidos como nos países em desenvolvimento"i [2l']

Estudos anteriores sobre conhecimentos, atitudes e práticas em matéria de saúde oral na comunidade saudita revelaram resultados negativos neste domínio em todas as idades e grupos e as suas recomendações foram: são necessários mais estudos para ajudar a compreender o problema e as causas.

1.4: OBJECTIVOS

1.4.1: Objetivo geral

Avaliar o nível de conhecimentos, atitudes e práticas em matéria de saúde oral entre as estudantes do sexo feminino da Universidade Rei Khalid (KKU), na Arábia Saudita.

1.4.2: Objetivo específico

1. Avaliar os conhecimentos sobre saúde oral entre as estudantes do sexo feminino das faculdades da KKU.

2. Avaliar a atitude em relação à saúde oral entre as estudantes do sexo feminino nas faculdades da KKU

3. Avaliar a prática da saúde oral entre as estudantes do sexo feminino nas faculdades da KKU.

CAPÍTULO 2
TEMAS E MÉTODOS

2.1: Conceção do estudo

O estudo é descritivo, de carácter transversal e baseia-se na universidade.

2.2: Área de estudo

O estudo foi realizado entre estudantes do sexo feminino da área da medicina no Centro Feminino da Universidade King Khalid em Alsamer - Abha - Reino da Arábia Saudita. O centro é composto por faculdades de Medicina, Medicina Dentária, Farmácia, Laboratório, Radiologia, Enfermagem e outras faculdades não médicas.

2.3: População do estudo

Inclui todas as estudantes do sexo feminino das faculdades de medicina e para-médicas.

2.4: Factores de exclusão

Todo o pessoal e estudantes de faculdades não médicas e para-médicas.

2.5: Amostragem

Dimensão da amostra e processo de amostragem

Os estudantes foram selecionados aleatoriamente a partir das listas de estudantes da universidade em diferentes faculdades. O número foi contabilizado de acordo com a equação $n = \frac{z^2 * p * q}{e^2}$

O número total de alunos é de 2 403, de acordo com as listas da universidade n é a dimensão da amostra, Z^2 é a abcissa da curva normal que corta uma área nas caudas (1 - é igual ao nível de confiança pretendido, por exemplo, 95%, E, é o nível de precisão pretendido, p é a proporção estimada de um atributo que está presente na população e q é 1 -p. O valor de Z é encontrado em tabelas estatísticas que contêm a área sob a curva normal.

De acordo com a equação, a amostra total é de ...385 alunos.

$$n = \frac{z^2 pq}{e^2} = = \frac{(1.96)^2 (.5) * (.05)}{(0.05)^2} = 385$$

College	Student No.	%	Distribution Sample
Nursing	386	386/2403*100=16	16/100*385=62
Pharmacy	485	485/2403*100=20	20/100*385=78
Medicine	577	577/2403*100=24	24/100*385=92
laboratory & Radiology	692	692/2403*100=29	29/100*385=111
Dentistry	263	263/2403*100=11	11/100*385=42
Total	**2403**	**100**	**385**

2.6: Instrumentos de recolha de dados

A todos os alunos selecionados foi pedido que preenchessem um questionário padronizado e auto-administrado, especialmente concebido para o efeito do estudo. O questionário incluía itens destinados a avaliar os seus conhecimentos, atitudes e práticas orais. (Anexo 1)

O estudo foi efectuado durante o dia na universidade, tendo em consideração a necessidade de não perturbar o seu programa universitário. O estudo foi conduzido por Kawthar e apoiado por um número de dentistas formados para recolher o questionário.

2.7: Análise dos dados

Os dados foram analisados com recurso ao software SPSS versão 20 e ao Microsoft Excel, com a ajuda da bioestatística - tabelas e percentagens foram utilizadas para descrever os resultados.

2.8: Plano de estudo

O estudo foi realizado entre novembro de 2015 e outubro de 2016. Distribuição e recolha de questionários de 1 de novembro de 2015 a 1 de fevereiro de 2016.

2.9: Considerações éticas:

Foi obtido o consentimento ético do **comité de investigação (SudanMedicalSpecialization Board Council of Periodontology & Dental Public Health)**, do diretor do centro feminino alsamer abha KKU, e foi obtido o consentimento escrito das alunas antes de participarem no estudo. (Anexo 2).

CAPÍTULO 3

RESULTADOS

3. RESULTADOS:

- Trezentos e oitenta e cinco estudantes de medicina da Universidade King Khalid participaram no estudo.

- Como o estudo visava estudantes de medicina de diferentes áreas, incluindo (dentistas, farmacêuticos, técnicos de laboratório, radiologistas, médicos e enfermeiros). A maior percentagem de participação (23,9%) foi de estudantes de medicina e a menor (10,9%) de estudantes de medicina dentária. (Tabela 1)

- A distribuição etária revelou uma elevada participação de estudantes com idades compreendidas entre os 21 e os 22 anos (55,8%), enquanto apenas 2 estudantes tinham mais de 24 anos (0,5%). (Tabela 2)

- 84,9% dos participantes acreditam que o consumo elevado de alimentos doces provoca cáries dentárias e (11,4%) têm uma opinião contrária. Apenas (3,6%) não sabem a relação entre o consumo de doces e a cárie dentária. (Figura 1)

- Mais de (70%) dos participantes acreditavam que a cárie era causada por bactérias na cavidade oral, e os restantes participantes tinham uma opinião contrária ou não sabiam, com (14,5%) e (14,3%), respetivamente. (Tabela 3)

- A maioria dos participantes (66,8%) concordou que as bactérias são normais na saliva e nas gengivas dos dentes, mas (16,4%) não tinham dúvidas sobre essa informação. (Tabela n.º 4)

- (67%) dos participantes foram positivos em relação ao sangramento gengival como indicador de gengiva inflamada, mas (12,2%) discordaram. (Figura 2)

- Uma elevada proporção de participantes (64,4%) confirmou a afirmação "a escovagem regular dos dentes pode proteger-nos de hemorragias", e os restantes participantes tiveram uma opinião diferente ou não sabiam, com (17,4%) e (18,2%), respetivamente. (Tabela 5)

- (42,3%) confirmaram que a praga dentária significa detritos moles nos dentes, ao mesmo tempo que uma percentagem aproximada de (43,4%) não tinha opinião. (Tabela 6)

- (44,4%) dos participantes apoiaram a afirmação "a praga dentária leva à cárie dentária", enquanto (17,9%) se opuseram a ela. (Figura 3)

- (43,9%) dos participantes foram positivos quanto ao facto de a praga dentária poder provocar gengivite e

(13%) supuseram o contrário. (Tabela 7)

- Um número considerável de participantes 261 alunos, com uma percentagem de (67,8%) confirmaram que os dentes cariados ou deteriorados podem afetar a aparência dos dentes, e apenas (10,9%) deles discordaram. (Tabela 8) - (78,2%) dos participantes consideraram que os doces afectam negativamente os dentes, mas (9,1%) não sabiam o seu efeito, quer fosse positivo ou negativo. (Tabela 9)

- Quase (70%) dos participantes consideraram as bebidas gaseificadas como uma razão para o mau funcionamento dos dentes, mas (13,2%) tiveram uma opinião contraditória. (Tabela 10)

- (63,11%) dos participantes aperceberam-se da importância do flúor para ter dentes fortes, enquanto (17,6%) dos participantes tinham uma opinião diferente. (Figura 4)

- (75,8%) reconheceram que a saúde geral da família está relacionada com a saúde oral e com as doenças dentárias, mas (10,1%) discordaram. (Tabela 11)

- 248 participantes concordaram que existe uma ligação entre as doenças periodontais (gengivas) e muitas condições médicas, como diabetes ou doenças cardíacas, mas 102 participantes não sabiam e 35 discordaram. (Tabela 12)

- (48,6%) não sabiam se os doces ou bolos consumidos entre as refeições provocam cáries do que os doces ou bolos consumidos após as refeições, e (36,4%) achavam que era um facto correto. (Tabela 13)

- Quase (50%) dos participantes escovam os dentes duas vezes por dia, e (30,6%) praticam-no três vezes por dia, e apenas (3,9%) deles o fazem mais de 3 vezes por dia. (Tabela 14)

- (54%) dos participantes demoram 2 minutos a lavar os dentes e apenas (1,6%) demoram menos de um minuto. (Figura 5)

- (62,1%) dos participantes escovam os dentes de manhã e antes de dormir, enquanto (11,2%) escovam os dentes apenas de manhã e (12,2%) apenas antes de dormir. (Tabela 15)

- (80%) dos participantes usam escova e pasta de dentes para limpar os dentes, e (2,3%) usam os dedos. (Tabela 16)

- (51,2%) dos participantes preferem escovas de dentes médias, e (33,2%) preferem macias, mas apenas (5,5%) usam escovas de dentes duras. (Tabela 17)

- A frequência de mudança da escova de dentes variou entre os participantes, pois (46,5%) mudam-na de 3 em 3 meses, (28,3%) mudam-na de 6 em 6 meses, (16,1%) fazem-no mensalmente e apenas (9,1%) mudam-na anualmente. (Tabela 18)

- Os participantes têm diferentes métodos de escovagem dos dentes, (vertical, horizontal, circular e aleatório), com as seguintes percentagens respetivamente (23,37%, 15,3%, 48,3%, e 12,98%). (Figura 6) - (50,9%) dos participantes do usam pasta de dentes fluoretada, e (16,6%) não usam, mas (32,5%) não sabem se a pasta de dentes contém flúor. (Tabela 19)

- (40,8%) dos participantes visitam o dentista apenas quando têm dores de dentes, e (26,8%) visitam-no de 6 em 6 meses, mas (10,6%) nunca visitaram um dentista. (Tabela 20)

- Mais de metade dos participantes visitou o dentista pela última vez há 6 meses, e (18,6%) visitou-o há mais de um ano. (Tabela 21)

- Para 37,4% dos participantes, a razão que os levou a visitar o médico foi o facto de ser a altura de fazer um check-up, mas 32,65% foram devido a uma dor de dentes. Apenas (1,81%) foi devido a um conselho de familiares ou amigos. (Figura 7)

- (22,3%) dos participantes fizeram tratamento de obturação durante a última consulta médica, e (26%) fizeram exame e check-up regular, enquanto apenas (3,5%) fizeram tratamento com aplicação de flúor. (Tabela 22)

- Os participantes tinham diferentes razões para não visitarem os dentistas, uma vez que (19,7%) referiram a ausência de dor de dentes, (16,1%) tinham medo de agulhas dentárias e apenas (1,6%) mencionaram a falta de clínicas dentárias nas redondezas. (Tabela 23)

- Quase (30%) dos participantes comem rebuçados e doces 3-5 vezes por semana, e (26%) comem-nos todos os dias, e (4,9%) fazem-no várias vezes por dia. (Tabela 24)

- (26,8%) dos participantes bebem refrigerantes uma vez por semana, e (21,6%) bebem 3-5 vezes por semana, enquanto (5,5%) consomem várias vezes por dia. (Tabela 25)

- (34,8%) dos participantes mencionaram que falam sobre temas de saúde oral com outros amigos de vez em quando, mas (52,5%) deles nunca falaram sobre o assunto. (Figura 8)

- (26,5%) dos participantes discordaram da afirmação "só o dentista pode prevenir a cárie dentária e a cárie dentária, embora (30,9%) tenham concordado e (20,5%) concordado fortemente. Houve (3,4%) que discordaram fortemente. (Tabela 26)

- (36,1%) dos participantes discordaram da afirmação "se os meus pais tiverem uma má escovagem dos dentes e usarem fio dental, não vai ajudar os meus dentes", mas (10,9%) concordaram fortemente com a afirmação. (Tabela 27) - (41,3%) dos participantes concordaram que a escovagem dos dentes e o uso do fio dental os tornam menos susceptíveis à cárie dentária, e (6,2%) discordaram. (Tabela 28) - (39,7%) dos participantes acreditavam que a perda de dentes faz parte do envelhecimento, e (12,2%) deles não tinham certeza, enquanto (3,9%) discordavam fortemente. (Tabela 29)

- (19,74%) dos participantes supunham que a sua probabilidade de ter gengivite ou doenças gengivais no próximo ano ou dois, enquanto (34,8%) deles não tinham a certeza dessa suposição. Apenas (9,4%) dos participantes discordaram fortemente. (Figura 9)

- (37,4%) acreditam firmemente que são responsáveis pela perda dos seus dentes, mas (8,3%) discordam e (15,1%) não têm a certeza. (Tabela 30)

- (25,7%) dos participantes concordam fortemente com a afirmação "Posso prevenir a gengivite usando o fio dental", e (34%) concordam, mas (3,6%) discordam fortemente. (Tabela 31)

- (26,8%) não tinham a certeza se as próteses davam menos trabalho do que cuidar dos dentes naturais, e (14,5%) discordavam. (Tabela 32)

- (35,3%) consideram fortemente que escovam os dentes corretamente, e (41,3%) concordam, enquanto (3,9%) acham que não sabem a forma correta de escovar os dentes. (Figura 10)

- (35,6%) concordaram que o sangramento das gengivas durante o uso do fio dental significa que as gengivas doem e, portanto, é recomendável parar, mas (6%) discordaram totalmente. (Tabela 33)

- (42,1%) concordaram que conhecer os factos sobre a saúde dentária poderia ajudar a prevenir a perda dos seus dentes, e (4,2%) discordaram. (Tabela 34)

- (19,5%) dos participantes acreditavam que visitar um dentista é necessário apenas quando sentem dor, enquanto (35,8%) discordavam e (15,3%) discordavam fortemente. (Tabela 35)

- Quase (38%) dos participantes concordam fortemente com a necessidade de visitar os médicos de 6 em 6 meses, outros (35,8%) também concordaram, mas (3,4%) discordaram fortemente. (Tabela 36)

- (20,5%) dos participantes acreditavam firmemente que a saúde geral é mais importante do que a saúde oral e (22,1%) estavam indecisos. Embora (25,7%) discordassem e acreditassem que a saúde oral é mais importante. (Figura 11)

- A maioria dos participantes concordou fortemente e concordou que a dor de dentes é tão importante como qualquer outro órgão do corpo, com as respectivas percentagens (44,2% e 31,7%). Apenas (6%) discordaram e acharam que não é tão importante como os outros órgãos do corpo. (Tabela 37)

- Uma elevada percentagem de participantes percebeu que é necessário tratar a cárie dentária em bebés (43,9% concordaram fortemente e 36,4% concordaram), enquanto apenas (2,9%) discordaram. (Tabela 38) - Quase metade dos participantes apoiou fortemente a inclusão da saúde dentária no currículo da escola primária, assim como (36,9%) concordou. Apenas (2,1%) discordaram da inclusão. (Tabela 39)

- A maioria dos participantes concordou fortemente ou apenas concordou com a essencialidade da formação dos professores das escolas em educação para a saúde dentária (38,7% e 38,7%, respetivamente). Apenas (5,5%) discordaram. (Figura 12)

- (41,3%) dos participantes acreditavam firmemente que é um dever dos professores transmitir educação em saúde oral aos participantes, e (16,1%) não tinham a certeza disso. Apenas (2,1%) discordaram fortemente. (Tabela 40)

- (35,3%) dos participantes consideraram que os professores devem inspecionar o almoço das crianças, apenas (8,8%) discordaram e (2,9%) discordaram fortemente. (Tabela 41)

- (48,6%) concordaram fortemente com a afirmação "os professores devem incentivar as crianças a escovar os dentes regularmente", mas (2,9%) discordaram fortemente. (Figura 13)

- (31,7%) concordaram fortemente e (35,6%) concordaram apenas que as escolas deviam restringir os doces e os lanches durante o horário escolar, exceto (3,6%) que discordaram fortemente. (Tabela 42)

- A associação entre a área de formação dos participantes e a bactéria como causa da cárie mostrou que (21,92%) dos participantes da faculdade de farmácia acreditam que a bactéria causa cárie, e (20,44%) dos participantes da faculdade de medicina têm a mesma opinião. Apenas (5,3%) dos participantes da faculdade de odontologia tinham opinião contrária, com o teste Qui-Quadrado aplicado e o valor de P de (.013). (Tabela 43)

- A associação entre a especialidade dos participantes e a normalidade das bactérias na saliva e na gengiva, demonstrou que (23,35%) dos participantes da faculdade de medicina acreditavam que as bactérias existem normalmente na saliva e na gengiva. Também (9,34%) dos participantes da faculdade de radiologia tiveram a mesma opinião, com o teste do Qui-Quadrado aplicado e Valor P de (.033). (Figura 14)

- A associação entre placa dentária indica resíduos moles nos dentes e faculdade, mostrou que (21,47%) dos participantes da faculdade de odontologia e da faculdade de medicina acreditam que é verdade, enquanto (23,64%) dos participantes da faculdade de farmácia discordam. P-valor =0,011 (Tabela 44)

- No cruzamento entre as afirmações (a placa bacteriana pode levar à cárie dentária) e a faculdade, os resultados foram (21,6%, 20,5% e 19,3%) das faculdades de farmácia, medicina e odontologia

participantes concordaram, respetivamente. Da mesma forma, (23,2%) dos participantes de Medicina discordaram da afirmação. P-value= 0,000 (Tabela 45) - A associação entre a afirmação Utilizar flúor fortalece os dentes e as respostas dos participantes por faculdade mostrou que (24,3%) dos estudantes de Medicina concordam, enquanto 26,5% deles discordam e 20,3% deles não sabem. P-valor = 0,007 (Tabela 46)

- As respostas sobre o tempo que os participantes consomem para escovar os dentes foram quase semelhantes, uma vez que (69,0%, 41,0%, 58,9%, 54,5%, 55,4% e 53,2%) dos participantes das faculdades de medicina dentária, farmácia, laboratório, radiologia, medicina e enfermagem escovam os dentes durante 2 minutos, respetivamente. P-value= 0,001 (Tabela 47)

- (95,2%) dos participantes dentistas usam escova e pasta de dentes para escovar os dentes, mas (25,8%) dos enfermeiros não o fazem. P-value =0,05 (Tabela 48)

- (59,5%) dos participantes da faculdade de medicina dentária mencionaram que utilizam fio dentário para escovar os dentes, e (89,3%), bem como (90,9%) dos participantes das faculdades de laboratório e de radiologia mencionaram que não o fazem, respetivamente. P-value =0,000 (Tabela 49)

- Muito poucos participantes mencionaram que usam os dedos para escovar os dentes, e a maioria não o fez. (100%) dos participantes do laboratório e da faculdade de medicina não usam os dedos para escovar os dentes. P-valor 0,023 (Tabela 50)

- (60,3%) dos participantes da faculdade de farmácia utilizam o método circular para escovar os dentes, (26,2%) dos participantes da faculdade de medicina dentária utilizam o método vertical, enquanto 23,9% dos participantes da faculdade de medicina utilizam o método horizontal. Valor de p = 0,015 (Tabela 51)

- (78,6%) dos participantes da faculdade de medicina dentária usam pasta dentífrica fluoretada para escovar os dentes, e (62,5%) dos participantes da faculdade de laboratório também o fazem, apenas (7,1%) dos participantes da faculdade de medicina dentária não usam pasta dentífrica fluoretada. P-value= 0,015 (Tabela 52)

- A atitude em relação à visita ao dentista variou, uma vez que (48,2%) dos enfermeiros, (51,3%) dos participantes da faculdade de medicina dentária e (45%) dos estudantes de laboratório mencionaram que visitam o dentista aquando de exames regulares. Também (44,9%) dos participantes da faculdade de farmácia, (40,7%) dos participantes de medicina visitam o médico sempre que sentem dor de dentes, com o teste do Qui-Quadrado aplicado e o Valor P de (0,015). (Tabela 53)

- A maioria dos participantes mencionou o tempo insuficiente como principal razão para não visitar o dentista, sendo que (40,45%) dos participantes da faculdade de medicina dentária, (22,83%) dos participantes da faculdade de medicina e (19,64%) dos participantes da faculdade de laboratório não tinham tempo. O segundo motivo apontado foi a ausência de dor de dente, já que (23,64%) dos radiologistas, (23,21%) dos participantes da faculdade de medicina e (21,74%) dos participantes da faculdade de medicina o mencionaram como motivo. Foi aplicado o teste do Qui-Quadrado e o valor de P foi de (0,0025). (Tabela 54)

RESULTADOS DA ANÁLISE DE DADOS:

Socio-demografia:

Tabela (1): Distribuição das faculdades, KKU, KSA, 2017

College	N (%)
Medicine	92 (23.9%)
Pharmacy	78 (20.3%)
Nurse	62 (16.1%)
Lab	56 (14.5%)
Radiology	55 (14.3%)
Dentistry	42 (10.9%)
Total	**385**

Tabela (2): Distribuição dos grupos etários, KKU, KSA, 2017

Years	N (%)
21 - 22 Years	215 (55.8%)
18 - 20 Years	108 (28.1%)
23 - 24 Years	46 (11.9%)
Older	14 (3.6%)
Total	**385**

Conhecimento da saúde e das doenças orais:

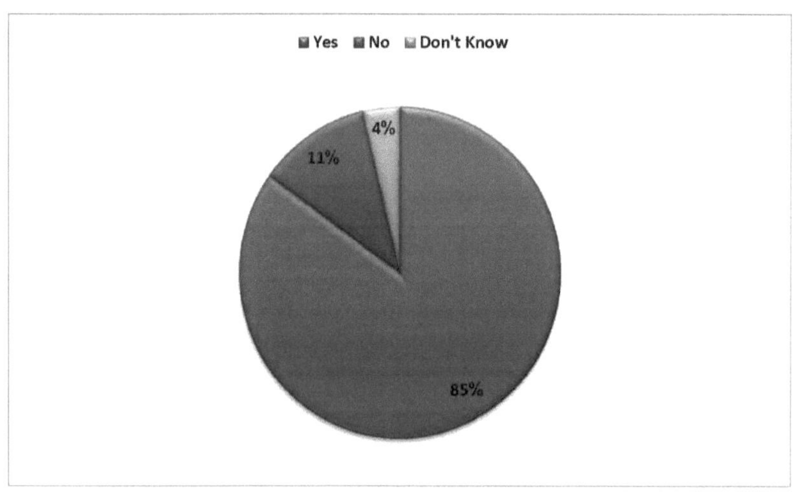

Figura (1): O consumo de demasiados alimentos doces causa cáries/ distribuição de cáries dentárias, KKU, KSA, 2017

Tabela (3): Cárie causada por bactérias na distribuição da cavidade oral, KKU, KSA, 2017

Caries caused by bacteria in the oral cavity	N (%)
Yes	274 (71.2%)
No	56 (14.5%)
Don't Know	55 (14.3%)
Total	**385**

Tabela (4): Distribuição da normalidade das bactérias na saliva e nos dentes e gengivas, KKU, KSA, 2017

#	Bacteria are normality in the saliva and on the teeth and gums	N (%)
1.	Yes	257 (66.8%)
2.	No	65 (16.9%)
3.	Don't Know	63 (16.4%)
	Total	**385**

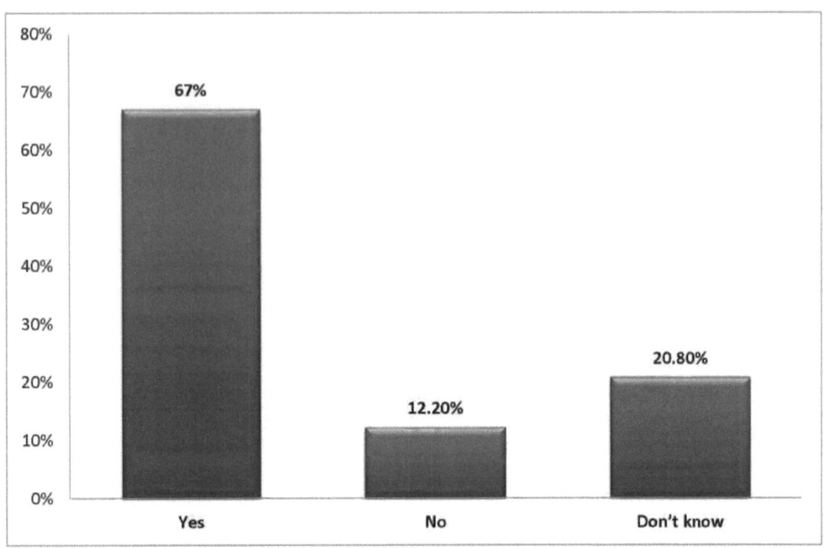

Figura (2): Sangramento gengival significa gengiva inflamada, distribuição KKU, KSA, 2017

Tabela (5): A escovagem regular dos dentes pode proteger-se da distribuição de hemorragias gengivais, KKU, KSA, 2017

Regular brushing of teeth can protect oneself from gum bleeding	N (%)
Yes	248 (64.4%)
Don't Know	70 (18.2%)
No	67 (17.4%)
Total	**385**

Tabela (6): Placa dentária significa distribuição de detritos moles nos dentes, KKU, KSA, 2016

Dental plaque means soft debris on teeth	N (%)
Don't Know	167 (43.4%)
Yes	163 (42.3%)
No	55 (14.3%)
Total	**385**

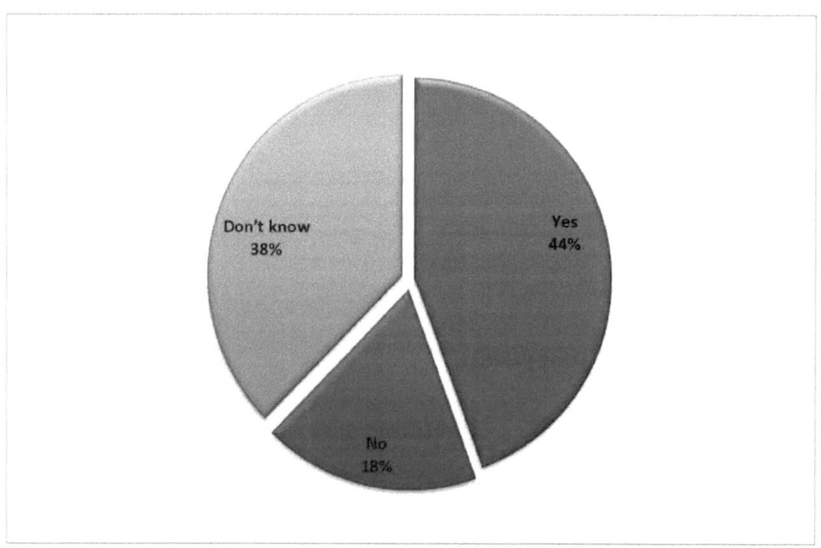

Figura (3): A placa dentária pode levar à distribuição da cárie dentária, KKU, KSA, 2017

Tabela (7): A placa dentária pode levar à distribuição da gengivite, KKU, KSA, 2017

Dental plaque can lead to dental gingivitis	**N (%)**
Yes	169 (43.9%)
Don't Know	166 (43.1%)
No	50 (13%)
Total	**385**

Tabela (8): Dentes cariados ou deteriorados podem afetar a distribuição da aparência dos dentes, KKU, KSA, 2017

Carious or decayed teeth can affect teeth appearance	**N (%)**
Yes	261 (67.8%)
Don't Know	82 (21.3%)
No	42 (10.9%)
Total	**385**

Tabela (9): Os doces afectam negativamente a distribuição dos dentes, KKU, KSA, 2017

Sweets affect the teeth adversely	N (%)
Yes	301 (78.2%)
No	49 (12.7%)
Don't Know	35 (9.1%)
Total	**385**

Tabela (10): Distribuição das bebidas gaseificadas que afectam negativamente os dentes, KKU, KSA, 2017

Fizzy drinks affect the teeth adversely	N (%)
Yes	269(69.9%)
Don't Know	65(16.9%)
No	51(13.2%)
Total	**385**

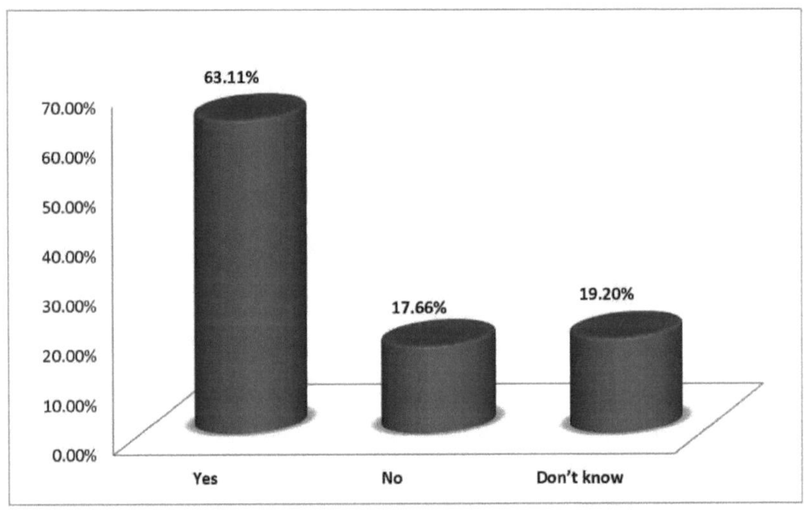

Figura (4): O uso de flúor fortalece a distribuição dos dentes, KKU, KSA, 2017

Tabela (11): Relação da saúde geral do corpo com a distribuição da saúde oral e das doenças dentárias, KKU, KSA, 2017

General body health relationship to oral health and dental diseases	**N (%)**
Yes	292 (75.8%)
Don't Know	54 (14. %)
No	39 (10.1%)
Total	**385**

Quadro (12): ligação entre a doença periodontal (gengiva) e muitas condições médicas, por exemplo, diabetes ou distribuição de doenças cardíacas, KKU, KSA, 2017

link between periodontal (gum) disease and many medical conditions	**N (%)**
Yes	248 (64.4%)
Don't Know	102 (26.5%)
No	35 (9.1%)
Total	**385**

Tabela (13): Os doces ou pastéis consumidos entre as refeições provocam mais cáries do que os doces ou pastéis consumidos como sobremesa numa refeição, distribuição KKU, KSA, 2017

Candy or pastries eaten between meals cause more decay	**N (%)**
Yes	140 (36.4%)
Don't Know	187 (48.6%)
No	58 (15.1%)
Total	**385**

Práticas de saúde oral

Tabela (14): Distribuição da frequência de escovagem dos dentes por dia, KKU, KSA, 2017

Frequency of brushing teeth per/day	N (%)
Twice daily	192 (49.9%)
Three times daily	118 (30.6%)
Once daily	60 (15.6%)
More than 3 times	15 (3.9%)
Total	**385**

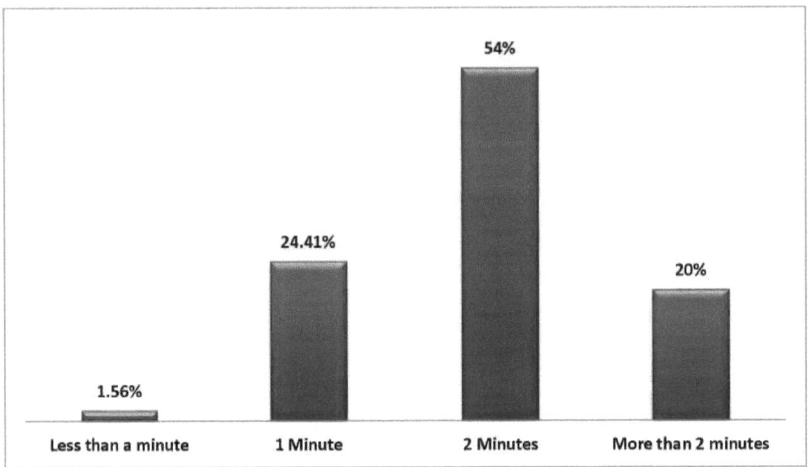

Figura (5): Distribuição do consumo de tempo de escovagem dos dentes, KKU, KSA, 2017

Tabela (15): Distribuição de quando escova os dentes, KKU, KSA, 2017

When do you brush your teeth	N (%)
At morning and before bed	239 (62.1%)
Other	56 (14.5%)
Before bed	47 (12.2%)
At morning	43 (11.2%)
Total	**385**

Tabela (16): Distribuição dos materiais e ferramentas utilizados para escovar os dentes, KKU, KSA, 2017

Materials and tools used to brush teeth	N (%)
Brush + tooth paste	308 (80%)
Mouthwash	104 (27%)
Miswak	102 (26.5%)
Dental floss	69 (17.9%)
Brush + tooth powder	58 (15.1%)
Fingers	9 (2.3%)
Brush + tooth paste	308

Tabela (17): Distribuição do tipo de escova de dentes utilizada, KKU, KSA, 2017

type of tooth brush used	N (%)
Soft	128(33.2%)
Medium	197(51.2%)
Don t know	39(10.1%)
Hard	21(5.5%)
Total	**385**

Tabela (18): Frequência da distribuição da mudança de escova, KKU, KSA, 2017

frequency of changing brush	N (%)
Every 3months	179 (46.5%)
Every 6 months	109 (28.3%)
Monthly	62 (16.1%)
Yearly	35 (9.1%)
Total	**385**

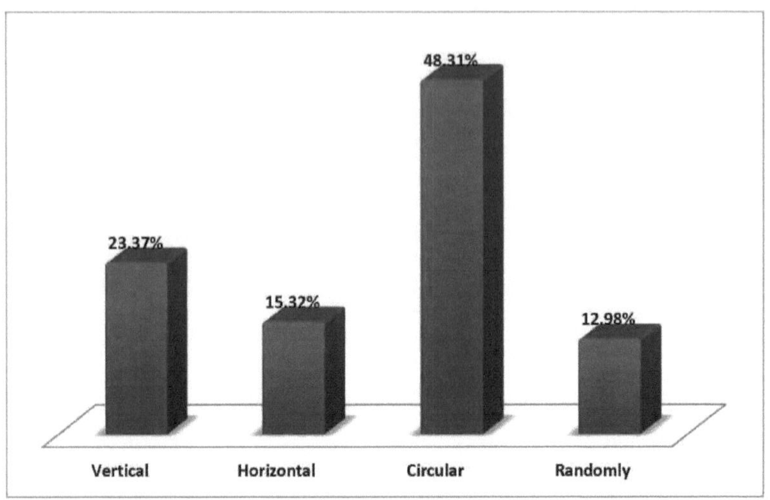

Figura (6): Métodos de distribuição da escovagem dos dentes, KKU, KSA, 2017

Tabela (19): Distribuição do uso de pasta de dentes fluoretada, KKU, KSA, 2017

usage of fluoridated toothpaste	N (%)
Yes I do	196 (50.9%)
I don't know	125 (32.5%)
No I don't	64 (16.6%)
Total	**385**

Tabela (20): Distribuição da frequência de visitas a dentistas, KKU, KSA, 2017

frequency of visiting the dentists	N (%)
When I have pain	157 (40.8%)
Every 6 months	103 (26.8%)
Yearly	84 (21.8%)
Never	41 (10.6%)
Total	**385**

Tabela (21): Distribuição da hora da última visita ao dentista, KKU, KSA, 2017

frequency of visiting the dentists	N (%)
Less than 6 months	186 (53.9%)
6 - 12 months	95 (27.5%)
More than 1 year	64 (18.6%)
Total	**385**

Tabela (22): Distribuição do tratamento efectuado na última visita ao dentista, KKU, KSA, 2017

Treatment done in the last dentist visit	N (%)
Examination and check up	90 (26%)
Filling	77 (22.3%)
Scaling and gum treatment	52 (15%)
Crown or bridge	31 (9%)
I don't know	26 (7.5%)
Extraction	24 (6.9%)
Orthodontic treatment	19 (5.5%)
Other	15 (4.3%)
Fluoride application	12 (3.5%)
Total	**385**

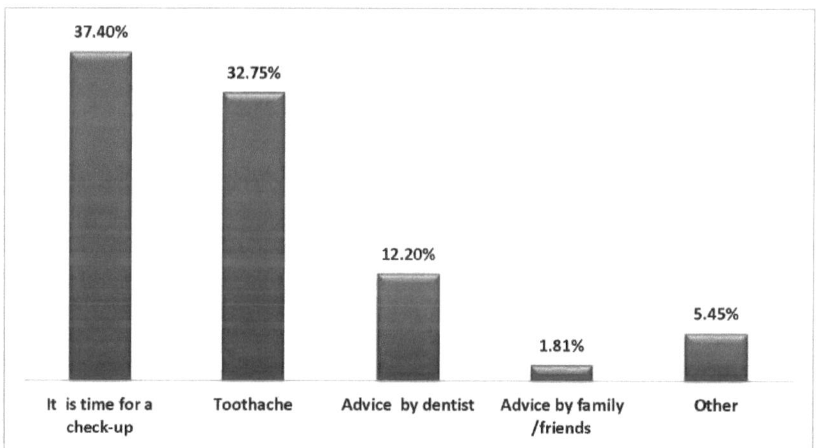

Figura (7): Distribuição do motivo que levou à sua última visita ao dentista, KKU, KSA, 2017

Tabela (23): Distribuição das razões para não visitar o dentista, KKU, KSA, 2017

Reasons for not visiting the dentist	**N (%)**
No time	81 (21%)
No pain to go to dentist	76 (19.7%)
Afraid of the dental needle	62 (16.1%)
Other	50 (13. %)
Afraid of the hand piece	47 (12.2%)
Afraid of sitting in the waiting room	22 (5.7%)
Afraid even from thinking of tomorrow s appointment	22 (5.7%)
Treatment cost is high	19 (4.9%)
No dental clinics nearby	6 (1.6%)
Total	**385**

Tabela (24): Frequência de consumo de rebuçados/chocolate/distribuição de doces, KKU, KSA, 2017

Frequency of eating candy /chocolate /sweet	**N (%)**
3 -5 times/ week	115 (29.9%)
Everyday	103 (26.8%)
2 times / week	69 (17.9%)
1 time/ week	66 (17.1%)
Several times per day	19 (4.9%)
Never/ once in a while	13 (3.4%)
Total	**385**

Tabela (25): Distribuição da frequência de consumo de refrigerantes, KKU, KSA, 2017

Frequency of drinking soft drinks	**N (%)**
1 time/ week	103 (26.8%)
3 -5 times/ week	83 (21.6%)
2 times / week	74 (19.2%)
Everyday	56 (14.5%)
Never/ once in a while	48 (12.5%)
Several times per day	21 (5.5%)
Total	**385**

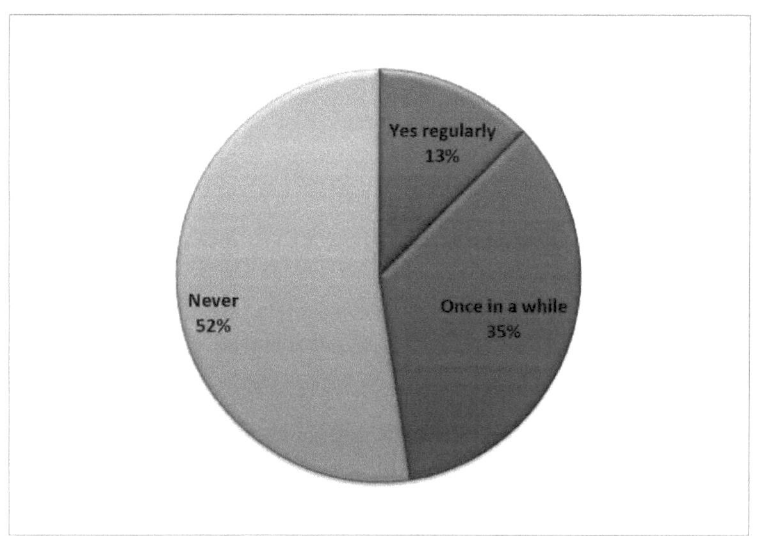

Figura (8): Distribuição da discussão de tópicos de saúde oral com outros estudantes, KKU, KSA, 2017

<u>Atitude em relação à saúde oral e à educação para a saúde oral;</u>

Tabela (26): Apenas o dentista pode prevenir a cárie dentária e a distribuição das cavidades dentárias, KKU, KSA, 2017

Only the dentist can prevent dental caries and teeth cavities	N (%)
Agree	119 (30.9%)
Disagree	102 (26.5%)
Strongly Agree	79 (20.5%)
Uncertain	72 (18.7%)
Strongly Disagree	13 (3.4%)
Total	**385**

Tabela (27): Pais com uma má distribuição de escovagem de dentes e uso de fio dental não ajudam os meus dentes, KKU, KSA, 2017

parents with a bad teeth brushing and flossing not help my teeth	N (%)
Disagree	139 (36.1%)
Agree	71 (18.4%)
Uncertain	69 (17.9%)
Strongly Disagree	64 (16.6%)
Strongly Agree	42 (10.9%)
Total	**385**

Tabela (28): Escovar os dentes e usar fio dental torna-o menos suscetível a cáries dentárias, distribuição KKU, KSA, 2017

Brushing and flossing teeth makes you less susceptible to tooth decay	**N (%)**
Agree	159 (41.3%)
Strongly Agree	110 (28.6%)
Uncertain	82 (21.3%)
Disagree	24 (6.2%)
Strongly Disagree	10 (2.6%)
Total	**385**

Tabela (29): A perda de dentes é uma parte normal da distribuição dos idosos, KKU, KSA, 2017

Tooth loss is a normal part of growing old	**N (%)**
Agree	153 (39.7%)
Strongly Agree	89 (23.1%)
Uncertain	81 (21%)
Disagree	47 (12.2%)
Strongly Disagree	15 (3.9%)
Total	**385**

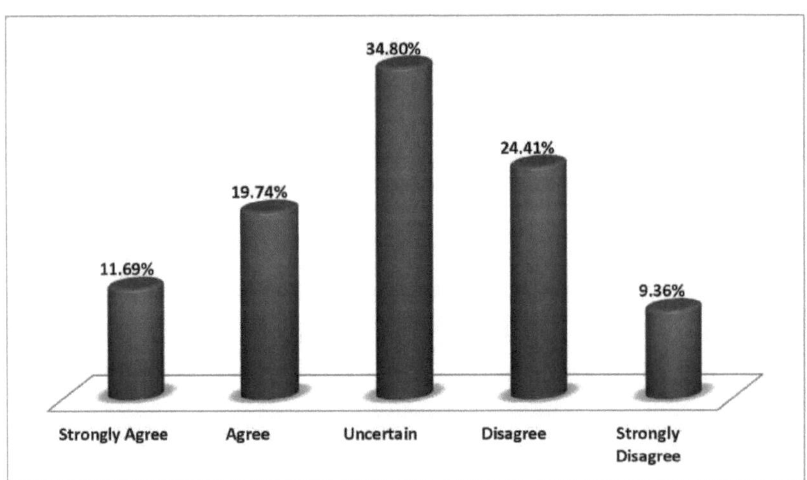

Figura (9): Distribuição da probabilidade de ter gengivite ou doença gengival no próximo ano ou dois, KKU, KSA, 2017

Tabela (30): Distribuição da responsabilidade pessoal pela prevenção da perda de dentes, KKU, KSA, 2017

Personal responsibility for preventing the loss of teeth	**N (%)**
Strongly Agree	144 (37.4%)
Agree	142 (36.9%)
Uncertain	58 (15.1%)
Disagree	32 (8.3%)
Strongly Disagree	9 (2.3%)
Total	**385**

Tabela (31): A pessoa pode prevenir a gengivite distribuindo os dentes com fio dental, KKU, KSA, 2017

Person can prevent gingivitis by flossing teeth	**N (%)**
Agree	131 (34%)
Strongly Agree	99 (25.7%)
Uncertain	94 (24.4%)
Disagree	47 (12.2%)
Strongly Disagree	14 (3.6%)
Total	**385**

Tabela (32): As próteses dão menos trabalho do que cuidar da distribuição dos dentes naturais, KKU, KSA, 2017

Dentures are less trouble than taking care of natural teeth	**N (%)**
Uncertain	103 (26.8%)
Agree	86 (22.3%)
Disagree	73 (19%)
Strongly Agree	67 (17.4%)
Strongly Disagree	56 (14.5%)
Total	**385**

Tabela (33): Sangramento das gengivas durante o uso do fio dental significa ferir as gengivas e deve parar de usar o fio dental distribuição dos dentes, KKU, KSA, 2017

Gums bleeding during flossing means hurting gums and should stop flossing teeth	**N (%)**
Strongly Agree	59(15.3%)
Agree	137(35.6%)
Uncertain	93(24.2%)
Disagree	73(19%)
Strongly Disagree	23(6%)
Total	**385**

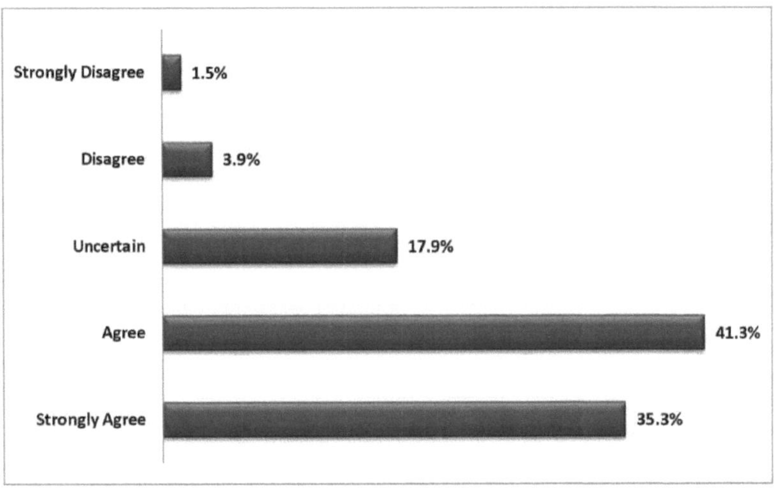

Figura (10): Os participantes acreditam que sabem como escovar os dentes corretamente, distribuição KKU, KSA, 2017

Tabela (34): Conhecer factos sobre a saúde dentária pode ajudar a evitar a perda de dentes distribuição, KKU, KSA, 2017

Knowing facts about dental health could help prevent the loss of teeth	**N (%)**
Agree	162 (42.1%)
Strongly Agree	137 (35.6%)
Uncertain	60 (15.6%)
Disagree	16 (4.2%)
Strongly Disagree	10 (2.6%)
Total	**385**

Tabela (35): A visita ao dentista só é necessária quando se sente dor distribuição, KKU, KSA, 2017

Visiting the dentist is only necessary when experiencing pain	**N (%)**
Disagree	138 (35.8%)
Agree	75 (19.5%)
Strongly Disagree	59 (15.3%)
Uncertain	58 (15.1%)
Strongly Agree	55 (14.3%)
Total	**385**

Tabela (36): Distribuição da importância de visitar o dentista a cada 6 meses para check-up, KKU, KSA, 2017

Importance of visiting dentist every 6 months for check up	**N (%)**
Strongly Agree	146 (37.9%)
Agree	138 (35.8%)
Uncertain	62 (16.1%)
Disagree	26 (6.8%)
Strongly Disagree	13 (3.4%)
Total	**385**

Tabela (37): O tratamento da dor de dentes é tão importante como a distribuição de qualquer órgão do corpo, KKU, KSA, 2017

Treatment of toothache as important as any organ in the body	**N (%)**
Strongly Agree	170(44.2%)
Agree	122(31.7%)
Uncertain	56(14.5%)
Disagree	23(6%)
Strongly Disagree	14(3.6%)
Total	**385**

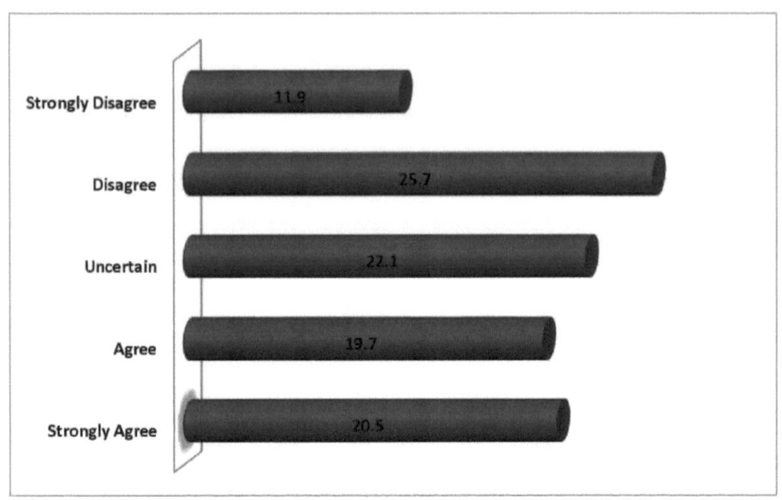

Figura (11): A saúde geral é mais importante do que a distribuição da saúde oral, KKU, KSA, 2017

Tabela (38): Necessidade de tratar a cárie dentária na distribuição dos dentes de leite, KKU, KSA, 2017

Necessity of treating tooth caries in baby teeth	**N (%)**
Strongly Agree	169 (43.9%)
Agree	140 (36.4%)
Uncertain	62 (16.1%)
Disagree	11 (2.9%)
Strongly Disagree	3 (0.8%)
Total	**385**

Tabela (39): A educação em saúde bucal deve ser incluída na distribuição das escolas primárias, KKU, KSA, 2017

Dental health education should be included in primary schools	**N (%)**
Strongly Agree	177 (46%)
Agree	142 (36.9%)
Uncertain	54 (14%)
Disagree	8 (2.1%)
Strongly Disagree	4 (1%)
Total	**385**

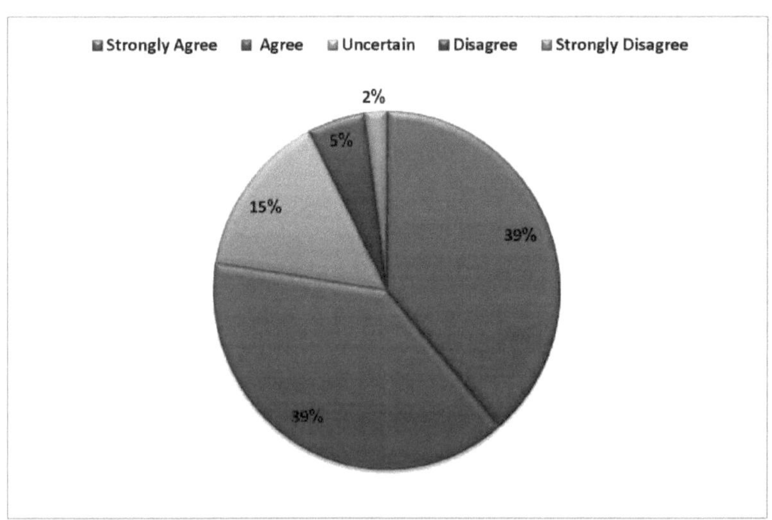

Figura (12): Todos os professores devem ter formação em distribuição de educação para a saúde dentária, KKU, KSA, 2017

Tabela (40): Dever dos professores da escola de transmitir educação em saúde oral à distribuição dos alunos, KKU, KSA, 2017

#	Duty of school teachers to impart oral education to the student	N (%)
1.	Strongly Agree	159 (41.3%)
2.	Agree	137 (35.6%)
3.	Uncertain	62 (16.1%)
4.	Disagree	19 (4.9%)
5.	Strongly Disagree	8 (2.1%)
	Total	**385**

Tabela (41): Dever dos professores da escola de inspecionar a distribuição das lancheiras das crianças, KKU, KSA, 2017

School teachers must inspect children's lunch boxes	N (%)
Agree	136 (35.3%)
Strongly Agree	108 (28.1%)
Uncertain	96 (24.9%)
Disagree	34 (8.8%)
Strongly Disagree	11 (2.9%)
Total	**385**

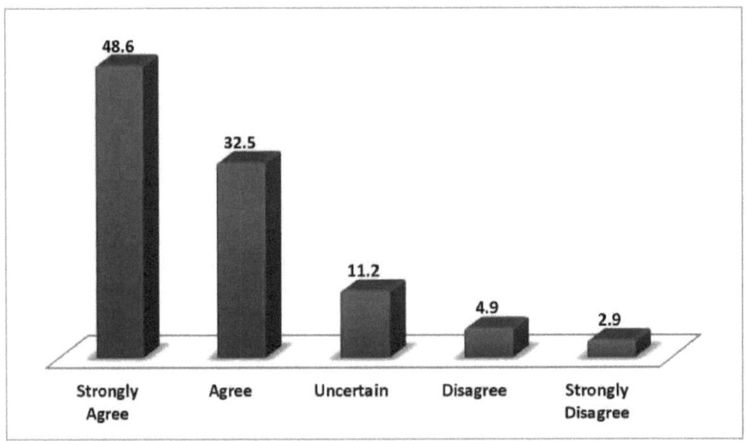

Figura (13): Os professores devem incentivar as crianças a escovar os dentes regularmente, distribuição KKU, KSA, 2017

Tabela (42): As escolas devem restringir o consumo de doces e snacks durante o seu horário de distribuição, KKU, KSA, 2017

School teachers must inspect children's lunch boxes	N (%)
Agree	137 (35.6%)
Strongly Agree	122 (31.7%)
Uncertain	86 (22.3%)
Disagree	26 (6.8%)
Strongly Disagree	14 (3.6%)
Total	**385**

Tabulações cruzadas:

Tabela (43): Cáries causadas por bactérias na cavidade oral por distribuição de faculdades, KKU, KSA, 2017

College	Caries caused by bacteria in the oral cavity			Total (%)
	Yes	No	Don't know	
Medicine	56 (20.44%)	17 (30.36%)	19 (34.55%)	**92** (23.9%)
Pharmacy	60 (21.9%)	10 (17.86%)	8 (14.55%)	**78** (20.3%)
Nursing	46 (16.79%)	12 (21.43%)	4 (7.27%)	**62** (16.1%)
Medical Laboratory	37 (13.5%)	10 (17.86%)	9 (16.36%)	**56** (14.5%)
Radiology	36 (13.14%)	4 (7.14%)	15 (27.27%)	**55** (14.3%)
Dentistry	39 (14%)	3 (5.36%)	0	**42** (10.9%)
Total	**274** 71.20%	**56** (14.50%)	**55** (14.30%)	**385** (100.0%)

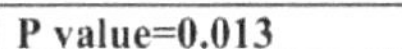
P value=0.013

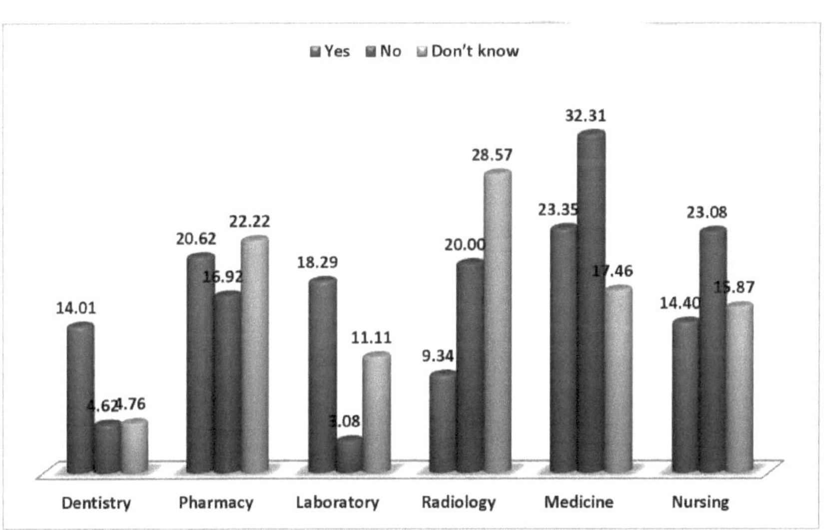

Figura (14): As bactérias são normais na saliva e nos dentes e gengivas por distribuição da faculdade, KKU, KSA, 2017 Valor de P =0,033

Tabela (44): Placa dentária significa detritos moles nos dentes por distribuição de faculdade, KKU, KSA, 2017

Colleges	Dental plaque means soft debris on teeth			Total (%)
	Yes	No	Don't know	
Medicine	35 (21.47%)	16 (29.09%)	41 (24.55%)	92 (23.9%)
Nursing	27 (16.56%)	12 (21.82%)	23 (13.77%)	62 (16.1%)
Laboratory	23 (14.11%)	5 (9.09%)	28 (16.77%)	56 (14.5%)
Radiology	14 (8.59%)	5 (9.09%)	36 (21.56%)	55 (14.3%)
Dentistry	35 (21.47%)	4 (7.27%)	3 (1.80%)	42 (10.9%)
Total	163 (42.3%)	55 (14.3%)	167 43.4%)	385 (100.0%)

P value= 0.011

Tabela (45): A placa dentária pode levar à cárie dentária por distribuição de faculdades, KKU, KSA, 2017

Colleges	Dental plaque can lead to dental caries			Total (%)
	Yes	No	Don't know	
Medicine	35 20.5%	16 23.2%	41 28.3%	92 23.9%
Pharmacy	37 21.6%	17 24.6%	24 16.6%	78 20.3%
Nursing	23 13.5%	13 18.8%	26 17.9%	62 16.1%
Laboratory	22 12.9%	12 17.4%	22 15.2%	56 14.5%
Radiology	21 12.3%	5 7.2%	29 20.0%	55 14.3%
Dentistry	33 19.3%	6 8.7%	3 2.1%	42 10.9%
Total	171 44.4%	69 17.9%	145 37.7%	385 100.0%

P value= 0.000

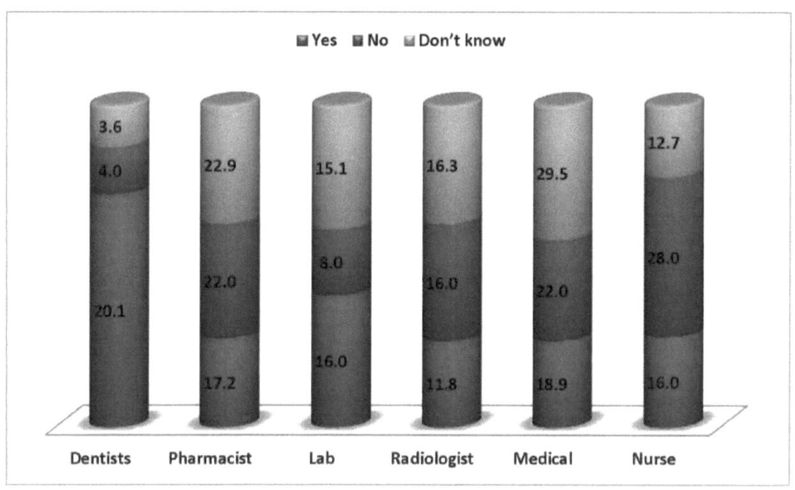

Figura (15): A placa dentária pode levar à gengivite por distribuição da faculdade, KKU, KSA, 2017

Valor de P = 0,017

Tabela (46): O uso de flúor fortalece os dentes por distribuição de faculdades, KKU, KSA, 2017

Colleges	Using fluoride strengthens the teeth			Total (%)
	Yes	No	Don't know	
Medicine	59 (24.3%)	18 (26.5%)	15 (20.3%)	92 (23.9%)
Nursing	36 (14.8%)	12 (17.6%)	14 (18.9%)	62 (16.1%)
Laboratory	39 (16.0%)	9 (13.2%)	8 (10.8%)	56 (14.5%)
Radiology	24 (9.9%)	9 (13.2%)	22 (29.7%)	55 (14.3%)
Dentistry	40 (16.5%)	2 (2.9%)	0	42 (10.9%)
Total	243 (63.1%)	68 (17.7%)	74 (19.2%)	385 (100.0%)

P value=0.007

Tabela (47): Quanto tempo leva para escovar os dentes por distribuição de faculdade, KKU, KSA, 2017

Time	Colleges						Total (%)
	Dentistry	Pharmacy	Laboratory	Radiology	Medicine	Nursing	
2 Mints	**29** 69.0%	**32** 41.0%	**33** 58.9%	**30** 54.5%	**51** 55.4%	**33** 53.2%	**208** 54.0%
1 Minute	**4** 9.5%	**20** 25.6%	**12** 21.4%	**13** 23.6%	**26** 28.3%	**19** 30.6%	**94** 24.4%
More than 2 minutes	**9** 21.4%	**26** 33.3%	**11** 19.6%	**9** 16.4%	**14** 15.2%	**8** 12.9%	77 20.0%
Less than a minute	**0** 0	**0** 0	**0** 0	**3** 0.05	**1** 0.01	**2** 0.03	**6** 1.6%
Total	**42** 10.9 %	**78** 20.3%	**56** 14.5%	**55** 14.3%	**92** 23.9%	**62** 16.1%	**385** 100.0 %

P value= 0.001

Tabela (48): Material e/ou ferramenta que você usa para limpar seus dentes (escova + pasta de dente) por distribuição de faculdade, KKU, KSA, 2017

Materials and Tools	Colleges						Total (%)
	Dentistry	Pharmacy	Laboratory	Radiology	Medicine	Nursing	
Yes	**40** (95.2%)	**61** (78.2%)	**48** (85.7%)	**38** (69.1%)	**75** (81.5%)	**46** (74.2%)	**308** (80.0%)
No	**2** (4.8%)	**17** (21.8%)	**8** (14.3%)	**17** (30.9%)	**17** (18.5%)	**16** (25.8%)	**77** (20.0%)
Total	**42** (10.9%)	**78** (20.3%)	**56** (14.5%)	**55** (14.3%)	**92** (23.9%)	**62** (16.1%)	**385** (100.0)%

P value= 0.050

Tabela (49): Que material e/ou ferramenta usa para limpar os dentes (Fio dental) por distribuição de faculdade, KKU, KSA, 2017?

Dental floss	College						Total
	Dentists	Pharmacist	Lab	Radiologist	Medical	Nurse	
Yes	**25** 59.5%	**16** 20.5%	**6** 10.7%	**5** 9.1%	**15** 16.3%	**2** 3.2%	**69** 17.9%
No	**17** 40.5%	**62** 79.5%	**50** 89.3%	**50** 90.9%	**77** 83.7%	**60** 96.8%	**316** 82.1%
Total	**42** 10.9%	**78** 20.3%	**56** 14.5%	**55** 14.3%	**92** 23.9%	**62** 16.1%	**385** 100.0%

P value= 0.000

Tabela (50): Que material e/ou ferramenta você usa para limpar seus dentes (Dedos) por distribuição de faculdade, KKU, KSA, 2016

P value= 0.023

Fingers	College						Total
	Dentists	Pharmacist	Lab	Radiologist	Medical	Nurse	
Yes	**4** 9.5%	**2** 2.6%	**0** 0.0%	**2** 3.6%	**0** 0.0%	**1** 1.6%	**9** 2.3%
No	**38** 90.5%	**76** 97.4%	**56** 100.0%	**53** 96.4%	**92** 100.0%	**61** 98.4%	**376** 97.7%
Total	**42** 10.9%	**78** 20.3%	**56** 14.5%	**55** 14.3%	**92** 23.9%	**62** 16.1%	**385** 100.0%

Tabela (51): Qual é o seu método de escovagem de dentes por distribuição de faculdades, KKU, KSA, 2016

P value=0.015

method	College						Total
	Dentists	Pharmacist	Lab	Radiologist	Medical	Nurse	
Vertical	**11** 26.2%	**12** 15.4%	**15** 26.8%	**8** 14.5%	**23** 25.0%	**21** 33.9%	**90** 23.4%
Horizontal	**3** 7.1%	**6** 7.7%	**6** 10.7%	**13** 23.6%	**22** 23.9%	**9** 14.5%	**59** 15.3%
Circular	**23** 54.8%	**47** 60.3%	**31** 55.4%	**26** 47.3%	**33** 35.9%	**26** 41.9%	**186** 48.3%
Randomly	**5** 11.9%	**13** 16.7%	**4** 7.1%	**8** 14.5%	**14** 15.2%	**6** 9.7%	**50** 13.0%
Total	**42** 10.9%	**78** 20.3%	**56** 14.5%	**55** 14.3%	**92** 23.9%	**62** 16.1%	**385** 100.0%

Tabela (52): Uso de pasta de dente fluoretada por distribuição de faculdades, KKU, KSA, 2016

P value= 0.015

	College						Total
	Dentists	Pharmacist	Lab	Radiologist	Medical	Nurse	
Yes I do	**33** 78.6%	**39** 50.0%	**35** 62.5%	**14** 25.5%	**48** 52.2%	**27** 43.5%	**196** 50.9%
No I don't	**3** 7.1%	**12** 15.4%	**5** 8.9%	**15** 27.3%	**15** 16.3%	**14** 22.6%	**64** 16.6%
I don't know	6 14.3%	27 34.6%	16 28.6%	26 47.3%	29 31.5%	21 33.9%	125 32.5%
Total	**42** 10.9%	**78** 20.3%	**56** 14.5%	**55** 14.3%	**92** 23.9%	**62** 16.1%	**385** 100.0%

Tabela (53): Razões da última visita ao dentista por distribuição de faculdades, KKU, KSA, 2016

P value= 0.015

What was the reason for your last visit to the dentist	College						Total
	Dentists	**Pharmacist**	**Lab**	**Radiologist**	**Medical**	**Nurse**	
It is time for a check-up	**19** 51.35%	**22** 31.88%	**23** 45.10%	**21** 42.86%	**31** 38.27%	**28** 48.28%	**144** 41.74%
Toothache	**6** 16.22%	**31** 44.93%	**20** 39.22%	**18** 36.73%	**33** 40.74%	**18** 31.03%	**126** 36.52%
Advice by dentist	**5** 1.40%	**9** 2.60%	**7** 2.00%	**6** 1.70%	**10** 2.90%	**10** 2.90%	**47** 13.60%
Advice by family /friends	**0** 0	**0**	**0**	**3** 6.12%	**2** 2.47%	**2** 3.45%	**7** 2.03%
Other	**7** 18.92%	**7** 10.14%	**1** 1.96%	**1** 2.04%	**5** 6.17%	**0** 0.00%	**21** 6.09%
Total	**37** 10.70%	**69** 20.00%	**51** 14.80%	**49** 14.20%	**81** 23.50%	**58** 16.80%	**345** 100.00%

Tabela (54): Razões para não visitar o dentista por distribuição de faculdades, KKU, KSA, 2016

P value= 0.025

What is your reason for not visiting the dentist	College						Total
	Dentists	**Pharmacist**	**Lab**	**Radiologist**	**Medical**	**Nurse**	
Afraid of the hand piece	**4** 9.52%	**9** 11.54%	**10** 17.86%	**4** 7.27%	**9** 9.78%	**11** 17.74%	**47** 12.21%
Afraid of the dental needle	**1** 2.38%	**13** 16.67%	**11** 19.64%	**13** 23.64%	**11** 11.96%	**13** 20.97%	**62** 16.10%
Afraid of sitting in the waiting room	**0**	**5** 6.41%	**1** 1.79%	**6** 10.91%	**5** 5.43%	**5** 8.06%	**22** 5.71%
Afraid even from thinking of tomorrow s appointment	**2** 4.76%	**2** 2.56%	**5** 8.93%	**6** 10.91%	**6** 6.52%	**1** 1.61%	**22** 5.71%
Treatment cost is high	**1** 2.38%	**8** 10.26%	**1** 1.79%	**3** 5.45%	**5** 5.43%	**1** 1.61%	**19** 4.94%
No dental clinics nearby	**0**	**0**	**0**	**1** 1.82%	**3** 3.26%	**2** 3.23%	**6** 1.56%
No time	**17** 40.48%	**13** 16.67%	**11** 19.64%	**7** 12.73%	**21** 22.83%	**12** 19.35%	**81** 21.04%
No pain to go to dentist	**4** 9.52%	**14** 17.95%	**13** 23.21%	**13** 23.64%	**20** 21.74%	**12** 19.35%	**76** 19.74%
Other	**13** 31.0%	**14** 17.9%	**4** 7.1%	**2** 3.6%	**12** 13.0%	**5** 8.1%	**50** 13.0%
Total	**42** 10.90%	**78** 20.30%	**56** 14.50%	**55** 14.30%	**92** 23.90%	**62** 16.10%	**385** 100.00%

CAPÍTULO 4

Discussão, conclusão e recomendação

4 .I.DISCUSSÃO:

Conhecimentos sobre saúde oral e doenças:

- 41,3% dos participantes concordaram que a escovagem dos dentes e o uso do fio dental os tornam menos susceptíveis à cárie dentária, (26,5%) concordaram fortemente, apenas (6,2%) discordaram (tabela 28).e 64,4% responderam sim, enquanto apenas 17.Um estudo validou os mesmos resultados, quando um inquérito realizado no ano de 2007 na Índia entre os professores da escola, e os resultados indicaram que a escovagem regular dos dentes contribui para a prevenção de cáries dentárias, bem como de doenças gengivais (Ref. 40).

Resultados comparáveis foram publicados por Natalie J Thomas, Philiuppa F. Middleton e Caroline A. Crowther 2007, onde (99%) dos participantes concordaram que escovar os dentes ajudaria a prevenir a doença gengival. Da mesma forma, a maioria compreendeu que a utilização de fio dentário (84%) ajudaria a prevenir problemas gengivais (Ref. 43).

em comparação com o resultado de um estudo efectuado na região suburbana de Bombaim para determinar os conhecimentos, atitudes e abordagens relacionados com a saúde oral dos professores do ensino pré-primário e primário. Os resultados obtidos mostraram que os professores demonstraram conhecimentos inadequados ou incompletos relativamente à saúde oral das crianças. Apenas 45,0% dos professores desconheciam a existência de pastas dentífricas fluoretadas, enquanto 78,9% deles desconheciam os programas de fluoretação da água da escola (Ref25). No presente estudo, 63,11 dos alunos concordaram com a utilização de flúor para fortalecer os dentes, enquanto 19,20% deles não sabiam (Fig. 4).

Foi realizado um inquérito por questionário transversal para avaliar os conhecimentos, atitudes e práticas relacionados com a saúde oral entre os eunucos (hijras) que residem na cidade de Bhopal, Madhya Pradesh, Índia. De acordo com 188 (86,2%) homens, 187 (87,4%) mulheres e 168 (81,2%) eunucos, uma boa saúde oral pode melhorar a saúde geral (Ref. 29). Este resultado é semelhante ao que obtivemos quando perguntámos se a saúde geral do corpo estava relacionada com a saúde oral e as doenças dentárias, tendo 75,8% dos estudantes respondido afirmativamente e apenas 10% respondido negativamente (tabela 11).

Em 2009, foi efectuado um estudo publicado por Valerie A. Orlando, Lonnie R. Johnson e Anne R. Wison para investigar os factores determinantes das doenças periodontais. No entanto, 44% dos participantes não sabiam que as doenças periodontais podem estar associadas à diabetes e 32% sabiam que a doença pode começar na infância com sangramento das gengivas [<3;t].

(diabetes ....), 26,5% não sabiam e apenas 9,1% discordavam (tabela 12).

Atitude em relação à visita ao dentista:

Os resultados do estudo mostraram que os motivos que levaram à última visita ao dentista variaram, uma vez que (48,2%) dos participantes da faculdade de enfermagem, (51,3%) dos participantes da faculdade de medicina dentária e (45%) dos participantes da faculdade de laboratório mencionaram que visitam o dentista quando fazem exames regulares. Também (44,9%) dos participantes da faculdade de farmacologia e (40,7%) dos participantes da faculdade de medicina visitam o médico sempre que sentem dores de dentes. A comparação da atitude em relação à visita ao dentista e aos diferentes correspondentes de profissionais de saúde produziu diferenças estatisticamente significativas (P= 0,015) (tabela 35). Este resultado da investigação é compatível com um estudo realizado na Universidade King Fahd, em Riade, em 2012, que relatou que (52,7%) dos enfermeiros e (50%) dos técnicos disseram que gostariam de visitar o dentista regularmente. (66,7%) dos estudantes de medicina visitam o dentista sempre que sentem dor de dentes. (54,5%) dos médicos e (45,8%) dos farmacêuticos são susceptíveis de visitar o dentista ocasionalmente. Para (60%) dos estudantes, a dor de dentes foi o fator determinante da sua última visita (Ref. 24)

Os resultados do estudo mostraram que a falta de tempo para visitar o dentista e a ausência de dor de dentes são as duas principais razões para não visitar o dentista. 40,48% dos participantes da faculdade de medicina dentária, 22,83% dos participantes da faculdade de medicina e 19,6,69% dos participantes da faculdade de laboratório mencionaram a falta de tempo como a principal razão para não visitarem o dentista. Além disso, (23,64%) dos participantes da faculdade de radiologia, (23,21%) dos participantes da faculdade de laboratório e (21,74%) dos participantes da faculdade de medicina mencionaram a ausência de dor de dentes como segunda razão, tendo sido aplicado o teste Qui-Quadrado para esta comparação e o valor de P de (0,025) (tabela 54). Há resultados semelhantes concluídos por uma investigação realizada em Ludhiana, Índia, a 29 de junho (Ref. 27), em que a razão mais comum mencionada pelos profissionais de saúde para não visitarem os dentistas foi a agenda preenchida. Comparando os resultados anteriores com um resultado efectuado por Dens Res J (Ref.24), há uma diferença nos resultados, uma vez que relataram que a maioria dos profissionais de saúde afirmou que o medo de perfurar era a principal razão para evitar o dentista. Outros académicos apresentaram outros resultados contraditórios, como HG Harikiran, SK Pallavi e Sapna Haripraksh, que publicaram os resultados de um estudo no Indian Journal of Dental Research em 2008, em que 46,1% dos participantes tinham medo de ir ao dentista por causa da dor.

46%, 36% dos nossos participantes concordaram e concordaram fortemente, respetivamente, sobre a educação em saúde bucal deve ser incluída nas escolas primárias (tabela 39) e 39% concordaram fortemente, enquanto 2% apenas discordaram fortemente com, os professores devem ter formação em educação em saúde bucal (Fig. 12). sobre o dever dos professores da escola de importar educação em saúde bucal para os alunos, 41,3% e 35,6% concordaram e concordaram fortemente, respetivamente, e

4,9% e 2,1% discordaram e discordaram fortemente, respetivamente (tabela 40).Estes resultados de atitude são semelhantes à conclusão do estudo efectuado em agosto de 2016 entre estudantes de farmácia que necessitam de um programa educativo abrangente para promover a higiene oral e importar a educação sobre a prática da higiene oral (Ref. 26) e comparam com o resultado do estudo efectuado na região suburbana de Mumbai para determinar os conhecimentos, atitudes e abordagens relacionados com a saúde oral dos professores do ensino pré-primário e primário. Os resultados obtidos mostraram que os professores demonstraram conhecimentos inadequados ou incompletos relativamente à saúde oral das crianças. Apenas 56,9% dos professores pediram aos seus filhos para limparem a boca depois de lancharem durante o horário escolar (Ref. 25).

Prática de saúde oral:

- Os resultados do estudo demonstraram que (80%) dos participantes da faculdade de medicina usam escova e pasta de dentes para limpar os dentes, (26,5%) usam Miswak e (2,3%) usam os dedos. O resultado é quase semelhante se comparado com o estudo Dent Res J (Ref. 24), de 2012, em que quase todos os profissionais de saúde disseram que limpavam os dentes com escova e pasta de dentes. Menos de 50% dos profissionais de saúde usaram elixir bucal e fio dental. Menos de 10% utilizavam Miswak e palito como parte da sua higiene oral (Ref. 24). Outro estudo mostrou resultados semelhantes, realizado em Kuching Sarawak, Malásia, em 2009, em que a escova e a pasta de dentes ainda eram os auxiliares de higiene oral mais utilizados (Ref. 33).

- Quase 50% dos participantes escovam os dentes duas vezes por dia, (15%) lavam-nos uma vez por dia e (30,6%) praticam-no três vezes por dia, sendo que apenas (3,9%) o fazem mais de 3 vezes por dia. A frequência de escovagem dos dentes por dia é significativamente mais elevada em comparação com outros resultados de investigação. Por exemplo, um estudo realizado no Estado de Cartum por Nazik Mostafa, Tordis Agnete e outros em 2009, mostrou que (64%) dos participantes escovam os dentes pelo menos uma vez por dia, (25%) duas vezes por dia e (5%) mais de duas vezes por dia e apenas (0,4%) não escovam os dentes de todo.

- Os resultados do estudo mostraram que (31,7% e 35,6%), respetivamente, concordaram fortemente e concordaram apenas que as escolas devem restringir os doces e os lanches durante o horário escolar, exceto (3,6%) que discordaram fortemente. O que coincide com as recomendações de um estudo realizado por Nazik Mostafa, Tordis Agnete e outros em 2009, que indicou que a diminuição da ingestão de doces contribui para a redução da prevalência da cárie dentária (Ref.39).

Em 2009, foi realizado um inquérito em Londres. Os resultados mostram que, entre a infância e a idade adulta, 50,9% das mulheres visitam o dentista regularmente para controlo e 61,6% escovam os dentes duas vezes por dia ou mais frequentemente 47,0% consomem produtos com adição de açúcar com menos frequência do que diariamente" [321]. Em relação à frequência com que escovam os dentes, 49,9% escovam os dentes duas vezes por dia, 30,6% três vezes, 15,6% uma vez, enquanto 3,9% escovam os dentes mais de 3 vezes por dia (Tab. 14). Em relação ao consumo de doces e chocolates, 29,9% comem doces 3-5 vezes por semana, 26,8 todos os dias, 4,9% várias vezes por dia, enquanto apenas 3,4% nunca ou uma vez por dia comem doces (Tab. 24).

4.2CONCLUSÃO:

A partir dos resultados do presente estudo, os estudantes do sexo feminino da Universidade King Khalied sobre o conhecimento, a atitude e a prática da saúde oral, podem ser conduzidos da seguinte forma

1.

- 84,9% sabiam que o consumo excessivo de doces provoca cáries dentárias

-71,1% sabiam que as bactérias causam cáries dentárias

- 67% sabiam que sangramento gengival significa gengiva inflamada

- 69% sabiam que as bebidas com gás afectam negativamente os dentes

- (64,4%) estão conscientes de que a escovagem regular dos dentes pode proteger-se de hemorragias gengivais

- Sabiam que o flúor fortalece os dentes (63%)

- 75% dos alunos sabiam que a saúde geral do corpo está relacionada com a saúde oral e a cárie dentária

- 64,4% sabiam que muitas doenças dentárias estão relacionadas com as doenças periodontais.

2. Os alunos mostraram conhecimento semanal sobre o significado da placa dentária como:

- 42,3% não sabiam o significado de placa bacteriana

- Apenas 44,4% sabiam se a placa dentária pode ou não levar a cáries dentárias e 37,7 não sabiam.

- O mesmo baixo conhecimento aparece quando lhes foi perguntado se a placa bacteriana pode levar à gengivite, pois 43,9 responderam que sim, enquanto 43,1 não sabiam.

3. na sua prática de escovagem dos dentes, o tempo, os utensílios, o tipo e a frequência de mudança de escova e a forma como escovam os dentes são considerados positivos, mas a maioria não sabia se a pasta de dentes utilizada era fluoretada ou não

4. A sua atitude em relação às visitas ao dentista pode ser considerada negativa, uma vez que a maioria visita o dentista apenas quando tem dores.

5. A atitude dos alunos foi positiva.

6. Parte dos seus conhecimentos está a afetar a sua prática.

4.3 RECOMENDAÇÕES:

A partir dos resultados do estudo, recomenda-se o seguinte:

1-As mensagens sobre conhecimentos e práticas de saúde oral devem ser transmitidas regularmente aos estudantes universitários . Podem mesmo ser incluídas no seu currículo.

2- A promoção do conhecimento e da prática da saúde oral deve ser feita através de reuniões de pequenos grupos e de mensagens nos meios de comunicação social para aumentar a sensibilização.

3-São necessários estudos de longo prazo sobre a forma de transformar o conhecimento em comportamentos e práticas de saúde oral positivos.

4- Devem ser organizadas sessões de sensibilização para os professores do ensino básico sobre saúde oral, uma vez que são eles que educam a próxima geração.

5-A inflamação básica da saúde oral deve ser incluída no currículo das escolas primárias, de modo a introduzir informação sobre saúde oral numa idade precoce para todos os futuros profissionais.

Referências

1/ WHO(2010),health topic - oral health,(WHO website)Disponível: http://www.who.int/topics/oral health/en/ (Acedido em 2014Jan 5)

2/ Petersen PE. The World Oral Health Report, 2003: melhoria contínua da saúde oral no século XXI - a abordagem do Programa Mundial de Saúde Oral da OMS. Medicina Dentária Comunitária e Epidemiologia Oral. 2003; 32 Suppl 1: 3-24.

3/ Departamento de Saúde e Serviços Humanos dos EUA. Oral health in America: a report of the Surgeon General. Rockville (MD): Instituto Nacional de Investigação Dentária e Craniofacial, Institutos Nacionais de Saúde; 2000. http://www.nidcr.nih.gov/DataStatistics/SurgeonGeneral/. Acedido em 17 de maio de 2013.

4/ Newacheck PW, Hughes DC, Hung YY, Wong S, Stoddard JJ. The unmet health needs of America's children (As necessidades de saúde não satisfeitas das crianças americanas). Pediatrics 2000;105(4 Pt 2):989-97. Ícone do sítio Web PubMedExtemal.

5/ Instituto de Medicina. The US oral health workforce in the coming decade: workshop summary. Washington (DC): The National Academies Press; 2009. http://www.nap.edu/catalog.php?record_id=12669. Acedido em 19 de maio de 2013.

6/ Edelstein BL, Chinn CH. Atualização sobre disparidades na saúde oral e acesso a cuidados dentários para as crianças da América. AcadPediatr 2009;9(6):415-9. CrossRefExtemal Ícone do sítio Web PubMedExtemal Ícone do sítio Web.

7/ Dye BA, Thornton-Evans G. Trends in oral health by poverty status as measured by Healthy People 2010 objectives. Public Health Rep 2010;125(6):817-30. PubMedExtemal Web Site Icon 8/ Departamento de Saúde e Serviços Humanos dos EUA. The health and well-being of children: a portrait of states and the nation 2005 (A saúde e o bem-estar das crianças: um retrato dos estados e da nação). Rockville (MD): Administração de Recursos e Serviços de Saúde, Gabinete de Saúde Materna e Infantil; 2005.

9/Albandar, JM; Muranga, MB; Rams, TE (2002). "Prevalência de periodontite agressiva em frequentadores de escolas em Uganda". Jornal de periodontologia clínica 29 (9): 823-31. doi:10.1034/j.l600-051X.2002.290906.x. PMID 12423295

10/ Louis M Muwazi et al., Prevalence of oral diseases/conditions in Uganda, Afr Health Sci. Sep 2005; 5(3): 227-233

11/Woodmansay KF (2004). Dados não publicados dos inquéritos sobre saúde dentária de 1993 e 2004. Bozeman Mt: Universidade Estadual de Montana.

12/ Peterson DE (2004). Melhoria da saúde oral em África no século XXI - o papel do Programa Global de Saúde Oral da Organização Mundial de Saúde. Desenvolvimento da Medicina Dentária: 5-11

13/ Okeigbemen SA (2004). A prevalência de cárie dentária entre crianças de 12 a 15 anos de idade em Nigéria. Saúde Oral e Medicina Dentária Preventiva. 2:27-31.

14/ Organização Mundial de Saúde (1997). Inquéritos sobre saúde oral - Métodos básicos. 4ª ed., Genebra. Genebra. Organização Mundial de Saúde

15/ Reddy, J. (2007). Controlo do VIH/SIDA e das doenças relacionadas com a SIDA em África, com especial referência às doenças periodontais. Jornal da Academia Internacional de Periodontologia, vol. 9:l,pp. 2-12

16/ Enwonwu, C.O, Phillips, R.S., Ibrahim, CD. &Danfillo, I.S. (2004). Nutrição e saúde oral em África. International Dental Journal, vol. 12:54, pp. 344-351.

17/ Ministério da Saúde. (2010). Serviços de saúde oral na Zâmbia. Ministério da Saúde da Zâmbia. URL: http://www.moh.gov.zm/?q=content/oral-health-services-zambia (Acedido em: 10-05-26)

18/ Petersen, P.E., Bourgeois, D., Ogawa, H., Estupinan-Day, S. &Ndiaye, C. (2005). O peso global das doenças orais e os riscos para a saúde oral. Boletim da Organização Mundial de Saúde, vol. 9:83,pp. 661-669

19/ Ranganathan, K. &Hemalatha, R. (2006). Lesões orais na infeção pelo VIH em países em desenvolvimento: uma visão geral. Avanços na Investigação Dentária, vol. 4:1, pp. 63-68.

20/ Majorana, A., Bardellini, E., Flocchini, P., Amadori, F, Conti, G, & Campus, G. (2010). Lesões da mucosa oral em crianças dos 0 aos 12 anos de idade: dez anos de experiência. Oral Surgery, Oral Medicine, Oral Pathology, Oral Radiology and Endodontics, vol. 110:l,pp. 13-18.

21/ Ranganathan, K. &Hemalatha, R. (2006). Lesões orais na infeção pelo VIH em países em desenvolvimento: uma visão geral. Avanços na Investigação Dentária, vol. 4:1, pp. 63-68.

22/ Kamiru, H.N. & Naidoo, S. (2002). Lesões orais do VIH e comportamento de saúde oral de pacientes seropositivos que frequentam o Hospital Rainha Isabel II, Maseru, Lesoto. SADJ: Jornal da Associação Dentária da África do Sul, vol. 57:11, pp. 479-482

23/0conhecimentos, atitudes e abordagens de saúde bucal do pré-primário

e professores do ensino primário em Mumbai, ÍndiaScientifica (Cairo). 2016;

2016: 5967427.Publicado online em 29 de fevereiro de 2016. doi: 10.1155/2016/5967427,

24/ Oral health knowledge, attitude, and selfcarepractices among pharmacists in Riyadh, Riyadh Province,

Saudita Arábia Saudita,J Int. SocPrev Community Dent.

2016Ma-rAbr; 6(2): 134-141.

25/ Conhecimentos, atitudes e prática em relação à saúde oral entre os farmacêuticos estudantes em Chennai Preethi M Y, Suganya C S, Ganesh R IndianJ Multidiscip Dent,Year : 2016 | Volume : 6 | Issue : 1 | Page : 2024 26/Oral Health Knowledge, Attitude and Practices amongst Health Professionals in Ludhiana, India | Open Access Journals.

27/0estado de saúde oral e conhecimentos, atitudes e comportamentos de saúde oral comportamento entre rurais crianças em Shaanxi, na China ocidental: um inquérito transversal,

BMC Saúde Oral201414:144

28/ Conhecimentos, atitudes e práticas relacionados com a saúde oral entre os eunucos (hijras) residentes na cidade de Bhopal, Madhya Pradesh, Índia: A cross-sectional question... ...I Indian SocPeriodontol. 2014 SepOct;18(5): 624-631.

29/0conhecimento, atitude e comportamento em saúde bucal entre estudantes de 10 a 18 anos de idade que frequentam o festival Jenadriyah Riyadh; um estudo transversal,The Saudi Journal for Dental Research (2016) 7, 45-50.

30/O conhecimento, atitude e práticas de saúde oral entre os profissionais de saúde na Cidade Médica King Fahad, Riade, Dent Res J (Isfahan). 2012 JulAug;9(4): 386-392.

31/MohamedS.Alqaissy. An .Investigation of Dental Health knowledge and Behavior of undergraduate 389 College Students .University of Baghdad..In Journal of Dentistry Association in Iraq 16.3.1999.

44/Odonto cienc.2010,25(4);361 -366.

32/Ee-yueechan,RN,MN,CCRN,ISabelhui-LingNG,RN,MSC.0ral care practice among critical care nurses in Singapore :Aquestionnaire survey.(2010Elsevier Inc do:10.1015.

33/ BemableE,WattRG,SheihamA,SoumineKivimakiM,TSakoG.The influence of sense of coherence on relationship between childhood Socioeconomics tayus and adult oral health-related behavior.Community Dental Oral Epidemiology 2009;37:357-365.

34/CheahWhyeLian, TaySiowPhing,ChaiShiun Chat. Conhecimento, atitude e prática de saúde oral entre estudantes do ensino secundário em Kuchin Sarwak.2009.Archives of or facial sciences(2010),5(l):9-16.

35/Valerie A.Orlando,LonnieR,Johnson,AnneR.Wison.Oral health knowledgeand behaviors among adolescentswithtype 1 diabetes.Joumal of Periodontology.2009.Vol.32,2pp.

36/Aisha Akpio, Christine PklauSner,RDU.,Mothers⁄Guardians Knowledge about promoting children's oral health.joumal ofDental Hygiene,Vol.82,Nol,January 2008.

37/Makoto Kawamura ,Naok,takase,Hisakosasahara. Atitude e comportamento dos adolescentes em relação à saúde oral no Japão: comparação por sexo e grupo etário [J.Oralsci.50,167.174,2008].

38/HG Harikiran,SKPallavi,SapnaHaripraksh.Oral health-related KAP among 11-12 year old school children in government-aided missionary Bangalore City. 2008.Indian Journal of dental Research-2008. Vol:19 Issue:3:Page:236-242.

39⁄ArshanaJsharda,Srina I Shuty.Estudo comparativo dos conhecimentos, atitudes e comportamentos de saúde oral dos estudantes de medicina dentária do primeiro e último ano de Udaipur.Oral health Comm.Dent.2008;2930:46-54.

40⁄NazikMostafanurelhada,TordisAgneteTrovik,RaoufWahab Ali e MutazFaisal.Oral health status of 12-year-old school children in Khartoum state-Sudan 2009.BMC Oral Health. 2009,9:15 doi:10186/1472-6831-5-15.

41/31/M. ShodonMDS,ParasadKVVMPH,JavaliB.Phd· Factores que afectam o conhecimento sobre prevenção de doenças orais entre professores de escolas da cidade de Dharward. Asurvey from India - Journal ofPublic Health Dentistry.2007,Vol.3,No.2.

42/Gordan. Cuidados de saúde oral para crianças que frequentam uma clínica de desnutrição na África do Sul. Int.J. Dent Hygiene 5,2007;180.186.

43/Nibras AM Ahmed, Anne N Astrom e Nile SkavgBeen,Noruega.Prevalência de cárie dentária e factores de risco entre crianças escolares de 12 anos de Bagdad Iraque:Apast -war survey 2007 FD,World Dental Press0020-6539⁄07⁄0⁄036.09.

44/Natalie J Thomas,PhiliuppaF.Middleton and Caroline A.Crowther.Oral and dental health care practices of pregnant women in Australia.2007.BMC Pregnancy and child Birth.

ANEXOS

ANEXO (1)

<u>In The Name of Allah Most Gracious Most Merciful</u>

From:dr.Kawthar Ahmed Dafaalla.

Lecturer-Dental college.

To:dr.Shnyfaa Algharni,

Dean of female student complex –Alsamir center,

KKU,Abha,KSA

Subject :Permission to conduct a study.

Dear Madam :

Alsalmo Alicom

Iam intending to conduct a study about the knowledge, attitude and practice of oral health among female students in the KKU in Alsamer center

I would like to express my conformity with the laws regulations of the scientific research in KSA.

I would be really very much grateful if give me the permission to carry on , and to be provided with the list of all the female students in the different colleges to determine the size of the sample I need for this study .Thanks a lot in advance for your expected positive response.

Sincerely yours, dr.Kawthar Ahmed Dafaalla

Kdafaalluh@kku.edu.sa -daffallakawther@hotmail.com

00966545366272 date 5/5/2014

My registration No. is #302013/2014

ANEXO(2)

بسم الله الرحمن الرحيم

المجلس القومي السوداني للتخصصات الطبية

Sudan Medical Specialization Board

أمانة الشئون العلمية

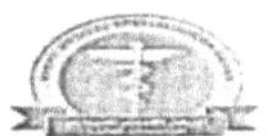

ETHICAL COMMITTEE

DATE:.......20/2/2017......................

TITLE OF THE RES:

Knowledge , Attitude and Practice of oral Health Among Female students In Abha K. S. A, 2017

....

RESEARCHER DR:..Kawthar Ahmed DaFaalla.

SUPERVISOR DR:....prof. Ebraheem Ghamdaux.....

COMMITTEE DECISION	
APPROVED	✓
APPROVED WITH CORRECTIONS	
NO APPROVED	

PROF / ELSHIEKH MAHGOUB

ANEXO(3)

بسم الله الرحمن الرحيم

تعهــد

هذه دراسة عن معرفه عادات وسلوكيات صحه الفم والاسنان عند طالبات جامعة الملك خالد أبها المملكة العربية السعودية وسيتم ملأ استبيان أعد خصيصاً لهذه الدراسة بواسطة من يقع عليه الاختيار للمشاركة في هذه الدراسة .

أنا....................................كلية......... السنة ....

الرقم الجامعي.........أوافق على المشاركة توقيعي هو.......................

شكراً لتعاونكم

د. كوثر أحمد دفع الله

ANEXO (4)

7·2.4·Índice IV

Conselho de Especialização Médica do Sudão (SMSB).

Conselho de Periodontologia e Saúde Pública Dentária

Conhecimentos, atitudes e práticas de saúde oral entre estudantes do sexo feminino na Universidade King

Khalid University

Colagem:

ID :(opcional):

1-Idade:

18-20

21-22

23-24

Mais velho

Outra categoria (menção) ....

Level (1,2,3,4,5,6,7,8,9,10,11,12):

B) Parte das perguntas:

1- Conhecimento da saúde e das doenças orais

* assinale com um √ a resposta mais adequada

		yes	no	I don't know
1	Consuming too much sweet food causes tooth decay/dental caries			
2	Caries caused by bacteria in the oral cavity			
3	Bacteria are normally in the saliva and on the teeth and gums			
4	Gum bleeding means inflamed gum			
5	Regular brushing of teeth can protect oneself from gum bleeding			
6	Dental plaque means soft debris on teeth			
7	Dental plaque can lead to dental caries			
8	Dental plaque can lead to gingivitis			
9	Carious or decayed teeth can affect teeth appearance			
10	Sweets affect the teeth adversely			

11	Fizzy drinks affect the teeth adversely.			
12	Using fluoride strengthens the teeth			
13	General body health has a relationship to oral health and dental diseases			
14	There is link between periodontal (gum) disease and many medical conditions (e.g. diabetes or heart disease)			
15	Candy or pastries eaten between meals cause more decay than candy or pastries eaten as dessert at a meal			

2-Práticas de saúde oral:

* Escolha apenas uma resposta correta:

1	How many times (per day) do you brush your teeth			
a. Once daily	b. Twice daily	c. Three times daily	d. More than 3 times	
2	How much time does it take you to brush your teeth			
a. Less than a minute	b. 1 minute	c. 2 minutes	d. More than 2 minutes	
3	When do you brush your teeth?			
a. At morning	b. Before bed	c. At morning and before bedd. other		
4	What material and/or tool do you use to clean your teeth? (you can choose more than one answer)			
a. Brush + tooth paste	b.Mouthwashc.Miswak d. DentalFlosse. Fingers		f. Others (mention it ………………………………………………………….)	
5	?What type of tooth brush do you use			
a.soft	b. Medium	c. Hard	d. Don't know	
6	What is the frequency of changing your brush			
a. Monthly	b. Every 3 months	c. Every 6 months	d. Yearly	
7	What is your method of tooth brushing?			
a. Vertical	b. Horizontal	c. Circular	d. Randomly	
8	?Are you using fluoridated toothpaste			
a. Yes I do	b. No, I don't	c. I don't know		
9	How often do you visit the dentist?			
a. When I have pain	b. Every 6 months	c. Yearly	d. Never (go to question 13)	

10	When was your Last visit to the dentist?			
a. Less than 6 months	b. 6-12 months	c. More than 1 year		
11	What was the driving reason for your last visit to the dentist?			
a.It's time for a check-up	b.Toothache	c.Advice by dentist	d.Advice by family/friends	e.Other(mention it ………………………………………………………)
12	?What treatment was done to you in your last visit to the dentist			
a.Examination and check up	b.Scaling and gum treatment	c.Filling	d.Crown or bridge	e.Orthodontic treatment
F.Extraction	g.Fluoride application	h.Other(mention it ……………………………………………………….)		
13	?What is your reason for not visiting the dentist			
a. Afraid of the hand .piece	b.Afraid of sitting in the waiting room	c.Afraid even from thinking of tomorrow's appointment	d.Treatment cost is high	e.No dental clinics nearby
f. No time	g. No pain to go to dentist	h.Other		
14	How often do you eat candy/chocolate/sweet?			
a.Never/once in a while	b.1 time/ week	c.2 times / week	d. 3-5 times /week	e. Everyday
f. Several times per day				
15	How often do you have soft drinks?			
a.Never/once in a while	b. 1 time/ week	c.2times /week	d.3-5 times / week	
e. Everyday	f. Several times per day			
16	Do you discuss oral health topics with your colleague?.			
a. Yes regularly	b. Once in a while	c. Never		

3.Attitude toward oral health and oral health education •Please tick ✓ the most appropriate response	Strongly Agree	Agree	Uncertain	Disagree	Strongly disagree
1. only the dentist can prevent dental caries and teeth cavities					
2.If my parents have bad 2					

teeth, brushing and flossing .will not help my teeth					
3.By brushing and flossing my teeth I am less susceptible to tooth decay					
4.Tooth loss is a normal part of growing old					
5.I am likely to have gingivitis or gum disease in the next year or two					
6.I am responsible for preventing the loss of my teeth					
7.Ican prevent gingivitis by flossing my teeth					
8.I believe dentures are less trouble than taking care of my natural teeth					
9.Ibelieve I know how to brush my teeth correctly					
10.If my gums . bleed when I floss this usually means that I am hurting my gums and I should stop .flossing my teeth					
11.If I knew the facts . about dental health I could help prevent the loss of my .teeth					
12.I believe visiting the . dentist is only necessary when I am experiencing pain					
13.It is important to visit dentist every 6 months for check up					
14.General health is more important than oral health					
15.Treatment of toothache as important as any organ in the body					
16.It is necessary to treat tooth caries in baby teeth.					

17. Dental health . education should be included in primary schools curricula.					
18. All teachers should have training in dental health education.					
19. It is the duty of . school teachers to impart oral health education to the .student					
20.School teachers must inspect children's lunch boxes					
21. Teachers should encourage children to brush .their teeth regularly					
22. Schools should restrict consumption of sweets and snacks during its hours.					

ANEXO(5)

بسم الله الرحمن الرحيم

لمجلس السودانى للتخصصات الطبيه

دراسه عن معرفه وعادات وسلوكيات صحه الفم والاسنان

عند طالبات جامعه الملك خالد –السامر-ابها

ا.الكليه:

الرقم الجامعى:(اختيارى)......

العمر:..

20-18

22-21

24-23

اكبر

اخرى (اذكر)...

المستوى(1,2,3,4,5,6,7,8,9,10,11,12)..

ب.

الاسئله:.....

1-معرفه صحه وامراض الفم والاسنان:

امام الجابه المناسبة ✓ضع علامه *

		نعم	لا	لااعلم
1	استهلاك السكريات بكثره يسبب تسوس الاسنان			
2	البكتريا هى التى تسبب تسوس الاسنان			
3	توجد البكتريا في اللعاب والاسنان واللثه داخل التجويف الفموي			
4	عندما تنزف اللثه يدل ذلك على وجود التهاب			
5	سواك الاسنان بطريقه منتظمه يحمى من نزيف اللثه			
6	البلاك أو (اللويحة الجرثومية) هو وجود مواد لينه على سطح الاسنان			
7	وجود البلاك أو (اللويحة الجرثومية) على سطح الاسنان يساعد على تسوسها			
8	وجود البلاك أو (اللويحة الجرثومية) على الاسنان يساعد على التهابات اللثه			
9	تسوس الاسنان يؤدى الى تشويهها			
10	تؤثر المواد السكريه على الاسنان			
11	توثر المواد الغازيه على الاسنان			
12	يقوى الفلورايد الاسنان			
13	الصحه العامه لها علاقه بصحه الفم والاسنان			
14	توجد علاقه بين أمراض اللثه والأمراض الأخرى مثل السكرى وأمراض القلب			
15	الحلويات التى توكل اثناء الوجبات الأساسيه تسبب التسوس أكثر من التى تؤكل بين الوجبات			

2-عادات صحة الفم :

* الرجاء اختيار اجابة واحدة فقط:

1- كم مره في اليوم تقوم بتنظيف اسنانك؟					
ا-مره واحده	ب-مرتين	ج-ثلاث مرات	اكثر من ثلاثه مرات		
2- ما هي الفتره التي تقضينها لتنظيف اسنانك؟					
ا-اقل من دقيقه	ب-دقيقه	ج-دقيقتين	د-اكثر من دقيقتين		
3- متى تنظفين اسنانك؟					
ا-الصباح	ب-قبل النوم	ج-الصباح وقبل النوم	د-اخرى		
4- ماهي المواد والادوات التي تستعمليها في تنظيف اسنان(يمكنك اختيار اكثر من اجابه)					
ا-فرشه ومعجون اسنان	ب-غسول اسنان	ج- مسواك الاراك	د- خيط الاسنان	هـ -اصابع اليد	و- أخرى(اذكري)
5- ما هو نوع فرشاه الاسنان الذى تستعمليه في تنظيف اسنانك؟					
ا-ناعمه	ب-متوسطه	ج-قاسيه	د-لا اعلم		
6- متى يجب تغير فرشاه الاسنان؟					
ا-مره كل شهر	ب-كل ثلاث اشهر	ج-كل سته اشهر	د-مره كل عام		
7- ما هي الطريقه التي تستعملينها في تنظيف اسنانك؟					
ا-عمودى	ب- افقي	ج- دائرى	د-عشوائي		
8- ا-هل تستعملين معجون اسنان يحتوى على الفلورايد					
ا-نعم	ب-لا	ج-لا اعلم			
9- كم مره تزورين طبيب الاسنان؟					
ا-عندما اصاب بالم	ب- كل سته شهور	ج- سنوياً	د-لم اذهب قط (اذهب الى سؤال 13)		
10- متى اخر مره زرتي فيها طبيب الاسنان					
ا-اقل من سته اشهر	ب- من 6-12 شهر	ج-اكثر من عام			

11- ماهو سبب زيارتك الاخيره لطبيب الاسنان؟					
ا-موعد زيارتى الدورية	ب-الم بالاسنان	ج-وصيه من طبيب اسنان	د-وصيه من أصدقاء	ه-اخرى(اذكر)	
12- ما هو العلاج الذى تلقيتيه عند زيارتك الاخيره لطبيب الاسنان؟					
ا-فحص عام	ب-نظافه لثه	ج-حشوات	د-تلبيسه او كبرى	ه-تقويم اسنان	
13- لماذا لاتزورين طبيب الاسنان؟					
ا-خوف من القبضه اليدويه	ب-الخوف من قرفه الانتظار	ج-اخاف فقط من التفكير في المواعيد	د-تكلفه العلاج عاليه عياده		
هـ-عدم تواجد اسنان بالقرب منى	و-لا يتوفر لدى الزمن ز-لم اصاب بالم ح-اخرى				
14- كم مره تأكلين الحلويات خلال الاسبوع ؟					
ا-ابدا/مره احيانا	ب- مره واحده	ج-مرتين	د-3-5	ه- مرات يوميا	و-مرات عديده يوميا
15- كم مره تشربين المواد الغازيه خلال الاسبوع؟					
ا- ابدا/مره احيانا	ب- مره واحده	ج- مرتين	د-3-5 مرات	ه-يوميا	و-مرات عديده يوميا
16-هل تناقشين صحه الفم والاسنان مع صديقاتك؟					
ا-نعم دائما	ب-احيانا	ج -ابدا			

سلوكيات صحه الفم وتدريسها امام الاجابه المناسبه √ضع	اوافق بشده	اوافق	غير متاكد	لا اوافق	لا اوافق بشده
1-يقع العبء علىطبيب الأسنان فقط في عدم تسوسها					
2-نظافه الأسنان لا تساعدنى إذا كانت أسنان والدى سيئة.					
3-نظافه الأسنان تساعدنى على عدم تسوسها.					
4-فقد الأسنان يأتى مع تقدم العمر					
5-أتوقع أمراض لثة خلال السنتين المقبلتين					
6-انا مسئولة على الحفاظ على أسنانى					
7-خيط الأسنان يمنع التهابات اللثة					
8-طقم الأسنان أقل مشاكل من المحافظه على الأسنان الطبيعيه					
9-أنا أعلم كيف أنظف اسنانى جيدا					
10-إذا نزفت لثتى أثناء استعمالى خيط الاسنان هذا يعنى لابد ان اتوقف					.
11-استطيع المحافظه على اسنانى اذا تعامت صحه الفم والاسنان جيدا					.
12-زياره طبيب الاسنان مهمه فقط عند الاصابه بالالم					.
13-زياره طبيب الاسنان مهمه كل سته شهور					
14-الصحه العامه اهم من صحه الفم والاسنان					
15-علاج الاسنان مهم كعلاج أي عضو اخر في الجسم					
16-من الضروره معالجه اسنان الاطفال					
17-صحه الفم يجب ان تدرس في المدارس					
18-يجب ان يدرب المعلمين تعليم مبادى صحه الفم					
19-يجب ان يدرس المعلمين صحه الفم في المدارس					.
20-صناديق الوجبات في المدارس يجب ان تراقب من قبل المعلمين					
21-يجب ان يشجع المعلمين الطلاب على تنظيف اسنانهم					.
22-يجب ان تراقب المدارس استهلاك الحلويات اثناء اليوم الدراسى					

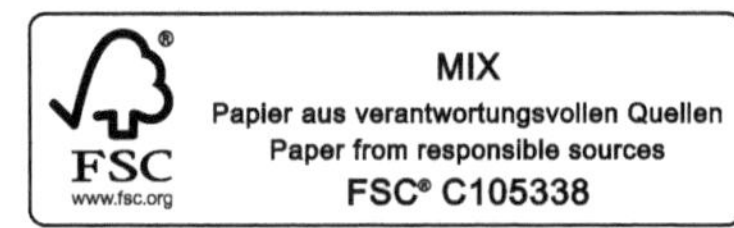

Printed by Books on Demand GmbH, Norderstedt / Germany